王晓军 陈伟 王晓彬 著

王晓军经方临证实战录

60则亲诊案例的成败得失

①

全国百佳图书出版单位

中国中医药出版社

·北京·

图书在版编目（CIP）数据

王晓军经方临证实战录.1，60则亲诊案例的成败得失 / 王晓军，陈伟，王晓彬著 .—北京：中国中医药出版社，2021.12

ISBN 978-7-5132-7174-5

Ⅰ . ①王… Ⅱ . ①王… ②陈… ③王… Ⅲ . ①经方—研究②医案—汇编—中国—现代 Ⅳ . ① R289.2 ② R249.7

中国版本图书馆 CIP 数据核字（2021）第 189795 号

中国中医药出版社出版

北京经济技术开发区科创十三街 31 号院二区 8 号楼
邮政编码　100176
传真　010-64405721
河北品睿印刷有限公司印刷
各地新华书店经销

开本 880×1230　1/32　印张 6.25　字数 140 千字
2021 年 12 月第 1 版　2021 年 12 月第 1 次印刷
书号　ISBN 978 – 7 – 5132 – 7174 – 5

定价　39.00 元
网址　www.cptcm.com

服 务 热 线　010-64405510
购 书 热 线　010-89535836
维 权 打 假　010-64405753

微信服务号　zgzyycbs
微商城网址　https://kdt.im/LIdUGr
官 方 微 博　http://e.weibo.com/cptcm
天猫旗舰店网址　https://zgzyycbs.tmall.com

如有印装质量问题请与本社出版部联系（010-64405510）
版权专有　侵权必究

黄序

经方的应用，不仅需要有关方证识别、方药应用方面的知识，而且需要一种能力。这种能力，应该包括方证识别的洞察力、阅读经典的理解力和想象力，以及面对复杂临床问题时的应变力和创造力。这些能力的高低，决定了处理问题结果的好坏。这些能力，就是古人经常说的圆机活法、灵思巧想。这种能力不仅来自先天，更需要后天的培养和训练。阅读与研究《伤寒论》，是帮助中医训练这种能力的重要途径和历史经验；读医案医话，也是训练这种能力的行之有效的学习方法。近代经方家余听鸿说过："医书虽众，不出二义。经文、本草、经方，为学术规矩之宗，经验、方案、笔记，为灵悟变通之用，二者皆并传不朽。"(《外证医案汇编·序》)我经常告诫学生，要学习经方，必须细读《伤寒论》《金匮要略》的原文，也必须阅览历代各家的医案医话，甚至收集并整理自己的临床医案。

医案，又称脉案、方案、诊籍，是中医临床实践的记录，确切地说，医案是医生临床思维活动的记录，辨证论治过程的记录，是中医理、法、方、药综合应用的具体反映形式。通过医案的整理和分析，可以让我们对经方方证的认识更深入，让我们的思维更缜密，从而进一步提高临床的识证能力和应变能力。所以，经方的学习与研究，离不开医案，离不开对前人医案的阅读与研究，也离不开自己医案的记录与整理。

王晓军医生是近年来从基层脱颖而出的经方医学新秀，他的学术之路，与医案的阅读与整理密切相关。他爱读医案，也能讲解医案，这些年经常整理医案。这本《王晓军经方临证实战录1》是他临床应用经方案例集，所选案例不在于疑难，也不在于有效，其可贵之处在于医案后面的解说，这是他选方遣药的所思所想，这是他多年临床的经验心得。这首经方方证如何识别？这段经典原文如何理解？为什么选此方，为什么要合彼方？又为什么要如此加减变化？等等。读这样的医案能起到答疑解惑、启发心思的效果，特别适合于当今的基层医生阅读。出版之际，乐为之序。

黄煌

2020 年 9 月 1 日

自序

　　笔者是一名普通的基层中医医生，9岁在父亲的引导下开始学习中医，14岁背诵《伤寒论》，但前面背诵后面忘记，而且水平始终停留于懵懵懂懂、一知半解的状态；19岁进入中医临床，不知不觉已经30余年了，虽然也偶尔学用一下仲景方药，但因为没有真正领会仲师处方用药之心法，所以在应用时难免有生搬硬套之嫌，并且加减药物不得其要，临床疗效往往差强人意，这都是由于缺乏系统的学习和没有名师的点拨、引导，一路走来可以说是倍感艰辛。回想当年初涉临床的青涩和稚嫩，每当遭受失败的打击垂头丧气找不到方向时，却又总是被偶尔幸中的小小成功所激励，然而当失败再次降临的时候，又重新陷入迷失和彷徨，甚至无数次内心深处萌生了放弃中医职业的想法。就在这样的痛苦不堪、深夜静坐沉思中，我不断地追问自己中医的真谛到底是什么？究竟什么样的知识体系架构才能够真正登堂入室？如何才能保持临床疗效的稳定性？最痛苦的是每当困惑无奈的时候却没有一位长者或老师能为我指点迷津，只能靠自己在浩瀚的中医典籍中苦苦求索，结果却是愈加迷茫。

中医学派林立，体系繁多，且各持己见，而又似乎都有道理，往往令人莫衷一是而不知所从，令笔者时常感叹：不读书则大脑空洞无物而无可依凭，但读书越多却又觉得无法判断孰是孰非而漫无定见……非常幸运的是，2008年的春天我发现了"黄煌经方沙龙"网站，一下子被其中的文章和真实、生动而且精彩纷呈的案例吸引住了，并且跟随该网站中的引导阅读了黄煌教授的全部著作，特别是当读到黄老师的"有过对中医教科书理论虔诚的信仰，有过面对中医前途而找不到答案时的迷茫和困惑……有过怀疑而又不敢怀疑的那种剪不断理还乱的焦虑，也有过大彻大悟后的痛快淋漓……"（见《张仲景50味药证·序》）这段文字时不经意之间泪水已经模糊了双眼……通过深入地学习黄师著作，并将之验证于临床，我深深地被黄师所提出的方-病-人三角辨证的经方医学思维所折服。黄师的这个思维体系来自对经典《伤寒论》《金匮要略》的精心梳理并实用的解读，来自对临床实际疗效的观察总结和无数次的重复求证……

通过笔者13年的实践验证并将之传授数百名的基层临床医生，发现经方疗效确实可靠，并经得起反复的临床验证！我确信自己已经找到了打开中医大门的秘钥，心中的感恩之情油然而生。这份感激源于黄师的经方思维体系让我重建了学术自信！中医对我来说已不单单是个安身立命的职业，而且是我魂牵梦绕的信仰。大凡学习应用经方者都是求真务实之人，这份真、这份实，需要的是大量成功案例所带来的稳定疗效的支撑。

随着笔者学术体系的逐步形成和不断成熟，近年来也以线上线下相结合的形式举办了针对基层中医医生的培训班，有不少同道、学友及学生建议笔者将这些年来的一些临床案例和心得整理成册，以期能够惠及更多的中医同道，提高临床疗效。但笔者一直谨遵"立言需慎"的先辈遗训，每每觉得自己的临床经验还不够丰富，学术体系未臻完善，故迟迟未敢轻易动笔。近年来中医经方的书籍非常火爆，其中不乏令人开卷有益的好书，但是也有一些剪刀糨糊之作，读之浪费时间。这就警示我们，在经方的热潮下需要进行冷思考。中医临床类书籍不是编故事，不是为了网红效应，更不是哗众取宠，而是一定要实用，一定要紧贴临床实际。正是本着这样的初衷和目的，笔者诚惶诚恐地写出了这本经方临证实战录，尽管书中记录的临证经验还不够完美全面，但都是笔者认真遴选出的真正贴近临床实际的内容，希望能够给读者带来触动和启发。

本书的主要内容是笔者临证亲自诊治的医案。医案是医生临床诊疗真实的还原和记录，笔者平时非常喜爱阅读，因为通过阅读医案可以给我们临证用方带来灵感并大大拓宽我们的用方思路。但是笔者也发现有些医案脱离临床实际，其中描述了很多疑难病案。例如十多年的顽疾竟然用两三剂药治愈了，却也没有讲清楚其处方用药背后具体的思路方法，即为什么选某方、为什么要合某方，又为什么要增减某味药物等，这样的医案除了让读者羡慕之外百无一用。恩师黄煌教授经常教育我们做学问要"不求其全但求其真"，笔者时刻铭记于心。这本书所有的医案均附录了笔者诊疗思路的全过程，意在抛砖引玉，为中医学术的传承贡献个人的微薄之力。

笔者回想自己30余年的中医临床，真正的提升是始于2008年跟随黄煌教授学习方－病－人学术思维体系，从那时起笔者的临床疗效才真正出现了质的改变和提升。中医在数千年的传承中异彩纷呈，像一颗颗散落的珍珠深藏于典籍中，方－病－人思维体系的出现如同一根银线，把这些珍珠串了起来，让我们有了抓手，有了定海神针，从此不再迷茫。笔者摒弃了自己20余年的一些僵化的中医思维，在继承黄煌教授方－病－人诊疗体系的基础上，总结创立了方链和方路学说，将之应用于临床，效果显著。

笔者学习中医的启蒙书籍是张锡纯先生的《医学衷中参西录》，张锡纯先生在序言中说："人生有大愿力，而后有大建树。"笔者不求能有大建树，但却乐意如张先生一样发出大愿力。希望通过本书将经方中医思维体系进行整体贯彻，让它能够落到实处，使中医不再那么睿涩难懂，让这些思路方法惠及更多的中医同道，让大家能够不断地提升中医临床技能水平，造福护佑一方百姓，帮助更多的患者解除痛苦，这才是笔者真正的愿力和初衷。

本书在编撰过程中承蒙恩师黄煌教授的悉心指导，在此致以诚挚的谢意。

王晓军于南阳卧龙潜心斋

2021年5月1日

目录

① 老年咳喘案

—— 莫为浮云遮望眼，见微知著挽败局

患者，男性，62岁，体型中等偏胖。2011年7月18日初诊。

患者有糖尿病、高血压病史多年，同时服用多种降压、降糖药物，指标控制尚可。自诉去年夏天因淋暴雨衣服湿透后出现发热咳嗽，就近经西医输液治疗一周后，发热退而咳喘大作。此后迭经中、西医诊治至今，效果不佳。

日前至某名医处，用中、西药合用无功，无奈只好用激素，孰知用后哮喘虽然暂时获缓但血压、血糖均突升，经人介绍来求余诊。

刻诊：鼻塞时流清涕，咯痰清稀不爽，咽痒咳嗽呈阵发性，剧咳后即喘鸣不已，动则尤甚，夜间明显加重，每晚几乎都无法安枕。咳则汗出量多，汗出后怕风冷。口干不渴，饮食及二便尚可。面部及双下肢有轻度浮肿。体温37.5℃，听诊双肺布满哮鸣音。舌苔干厚而舌暗，脉浮数按之无力。

处方：小青龙汤合射干麻黄汤加减。

生麻黄9g，桂枝10g，白芍10g，生半夏15g，干姜10g，细辛9g，五味子12g（打），制附片6g，射干15g，炙僵蚕12g，蝉蜕 12g，紫菀 12g，黄芩 24g，炙马兜铃 9g，龙胆草 9g。5 剂。

7 月 24 日二诊：上方服后，体温正常，咳、喘均大减，夜能安寐，对疗效殊感满意。效不更方，继服原方 7 剂。

7 月 31 日三诊：咳喘几失，但觉不敢活动，否则气喘，舌干口苦，痰虽稀但咯之依然不爽，按其心下有明显压痛。

处方：大柴胡汤合桂枝茯苓丸加生石膏、炒苏子、炒葶苈子，5 剂。

8 月 2 日四诊：服上药后感觉效果不佳，因上超市购物受凉后咳喘又大作。予首诊处方 5 剂。

8 月 9 日五诊：上药服后仍然无效，咳、喘颇剧，面部及下肢之浮肿明显加重，食欲亦下降明显，舌、脉仍如前，汗出因咳喘甚而量多，诊脉时即觉粘手。思之：用药方向正确，何以服后无功？忖度再三。

处方：小青龙汤加味。

生麻黄 6g，桂枝 12g，肉桂 10g，干姜 15g，细辛 15g，五味子 15g（打），生半夏 15g，制附片 15g，白芍 15g，炒甘草 10g，茯苓 20g，射干 12g，炙僵蚕 12g，蝉蜕 12g，炒白果仁 12g（打）。

8 月 13 日六诊：药后咳止喘定，食欲亦已恢复，面部及下肢浮肿亦近消失。效方不更，仍予原方 7 剂，继观。

【体悟】

（1）首诊方中所加用的炙马兜铃、黄芩、龙胆草 3 味药是学习了裴沛然先生的经验。每见裴老治疗咳嗽、哮喘的医案当中用此三味，协同麻黄、桂枝、干姜、细辛等味功效卓著，对于痰稠难咯、久咳不已之证每收佳效。

此患者咯痰清稀而夹带泡沫如唾，当属寒饮无疑，但其质黏难咯甚至阵咳不已却是其诱发哮喘之主要原因，析之欲平其喘必止其咳，而欲止其咳则必使其咳痰爽利，用麻黄、细辛、干姜、桂枝等以辛热化饮，反佐以黄芩、胆草是取其寒凝之处必有伏阳之义，且如此寒温并用，更有相反相激以成其功之深意。这也正是裴老学习《备急千金要方》《千金翼方》所总结出来的"反、激、逆、从"四个用药技巧的具体体现，特别是对于一些较为顽固的病情，用后颇有柳暗花明之感，这其中的道理亦值得我辈仔细揣摩。

（2）临床经验告诫我们：临证处理实际问题必须时时以动态发展的眼光去看待和分析，机体失去平衡乃至疾病发生，为医者当然要据证而补偏救弊，然而矫枉不能过正，还要随时根据患者服药后的反应予以针对性的调整和改良。而我在第二次处方时一见收效就囿于效不更方的常规思维，没有及时调整思路，忽略了病情因为药物的作用而呈现动态的变化。患者的初诊体征中痰稠难咯有化热之象，这正印证了"寒凝之处必有伏阳"之说，但是因为持续的药物作用，热象已经似有若无，此时阳虚饮逆（阳虚是指机体功能下降，饮逆则是由于功能低下后导致体内水液代谢无法正常运行从而潴留、蕴蓄，反过来干扰和阻碍机体生理功能的正常发挥）的矛盾逐渐凸显。而我当时思维僵化，没有能够见微知著，及时地调整治疗方案，以致让患者白白服了5剂无效的中药，而且由于三诊、四诊中持续用寒凉之药，导致"寒者愈寒"之过失。五诊中，患者浮肿加重，加上胃口下降，明显伤及阳气，所谓的阳气就是机体的动力动能下降，这从侧面提示我所用的寒药已经矫枉过正了，于是毅然去掉方中的苦寒之品，加入肉桂、茯苓，含有桂苓五味甘草汤及苓甘五味姜辛半夏汤之意，这正吻合"病痰饮者当以温药和之"之理。临床中每每有寒饮化热，医者常寒热互用给予化解，此时当不忽于细，必谨于微，详加诊查，观其寒热之增减，随诊治之，方能丝丝入扣，随手而愈。

五诊中可圈可点之处是加入了白果，配合僵蚕、蝉蜕、射干等味，这是学习山西高建忠先生的经验。读他的《临证传心与诊余静思》一书，每见其于治疗咳、喘方中如此数味，亦屡获佳绩。他在书中记载曾治一急性夜作的哮喘患者，以三拗汤原方（小剂量）加此四味，一剂而获喘平咳止之功，继加姜、辛、味善后。此案可谓极尽四两拨千斤之能事者。哮喘的发作多是因为支气管的痉挛，同时气管内分泌物增多，堵塞气道以致呼吸艰难，而僵蚕、蝉蜕当有解除支气管痉挛的作用，射干与白果则有消痰利水之功，可见，此虽是经验用药，但与哮喘机理吻合，故有增效之功。高先生的经验我读后印象颇深，而今借用果然不负所望，亦足可见高先生书中所记皆为临床实录，可师可法而弥足珍贵。此亦证明仲师当年所谓博采众长是多么重要！不读书借鉴则临证无以提高，而不临证又将置所读之书于无用之地，于此又可见二者相辅相成、密不可分。

（3）三诊时转方大柴胡汤合桂枝茯苓丸加味。当病情反复时，转方接方原无可非议，且患者体型中等稍胖，有糖尿病病史，用大柴胡汤的依据是"按之心下满痛"，用药思路是用大柴胡汤减轻腹内压，进而改善胸腔压力以此来缓解哮喘之窘迫症，并且大柴胡汤有清除肠道垃圾之功用，西医学表明，肠道垃圾堆积也是哮喘过敏反应之重要诱因，用大柴胡汤治喘在中医疗法中也是颇为有效之套路。桂枝茯苓丸是根据疾病谱用药，同时着眼于调整气血水的思路，期许通过改善血液循环来增效；加石膏降低代谢，加葶苈子、苏子有化痰止咳喘之意。然而，此时患者之主要矛盾并不在于肠道问题引发哮喘之迁延不愈，而仍然是外寒内饮，分泌物堵塞气道，并且过用寒药后导致无效甚至病情再次出现反复，病情也由轻转重。这说明，医者在每次诊查中都要谨慎从事，具体问题具体分析，不能犯经验主义，想当然地按套路出牌。当然《伤寒论》中也有两可之间的试验性治疗，比如《伤寒论》第100条："伤寒，阳脉涩，阴脉弦，法当腹中急痛，先与小建中汤。不差者，小柴胡汤主之。"想来那个年代物质基础不足，故对于病情处于两可之间一时看不清楚时，仲景就先按虚证治疗，如果效果不佳再转方小柴胡汤。此例患者据其服药后的反应来看，当为久用寒凉而对苦寒药味有些敏感或其素体阳气不足之故，这从后来再纯用刚燥之剂而重新获效可以得到反证，而其中的教训是深刻的，医之一道，至深至难。假如患者因此而对医者丧失信心、不再来复诊的话，那么这个案例就会以失败而告终了！

② 过敏性鼻炎案

——调体治病两不误，有方有守疗痼疾

患者，女性，24 岁。身高 168cm，体重 52kg。

主诉：过敏性鼻炎。患者自述每天频繁打喷嚏，流清涕，咽喉不利，咽痒欲咳，饮食、睡眠均可，大便略干；月经稍有延后，但是经前没有乳胀，没有痛经；睡觉时变换位置就会出现头晕，甚至起床时动作过快、过大也会头晕；无口苦口干，食欲好。

处方：小柴胡汤 2g，过敏煎 1.5g，葶苈子 0.5g，苓桂术甘汤 1g，四物汤 1g。

以上为中药超微颗粒（注：本书所用颗粒皆为超微中药颗粒配制），共开 30 次的量，每天 2 次。

二诊：初诊方应用后，头晕症状已经完全消除，打喷嚏、流鼻涕症状也好转大半，守方续服。

【体悟】

首先是辨体论治。患者白瘦、发干而无明显热象，位置性眩晕明显，一般认为凡是与体位改变有关的病证大都与痰饮有关。《伤寒论》67 条："伤寒，若吐、若下后，心下逆满，气上冲胸，起则头眩，脉沉紧，发汗则动经，身为振振摇者，茯苓桂枝白术甘草汤主之。"所以选择苓桂术甘汤。患者身高168cm，体重才52kg，明显有物质基础之不足，同时月经稍延后，无口干口苦显示无热象，故选用四物汤合方苓桂术甘汤来调体治疗。

学习黄煌老师的方－病－人体系后，在临证中我很重视采集患者的身高、体重、肤质、肤色及腹证，这样在书写病历的时候，患者就很鲜活地跃然纸上，而不是简单的主诉加上一大堆阴阳五行的猜测推论，最后处方用药。方证方证，就是用方的证据，这个证据有客观的、有主观的，但是如果脱离客观的指征，全部用主观猜测和推导，那中医的传承只能是陷入云里雾里的理论纷争中。该患者明显偏瘦，这时判断其物质基础不足，就是主观与客观相吻合。生理学认为，局部水潴留，组织水肿与血液循环密切相关，也因此日本汉方把四物汤与苓桂术甘汤的合方命名为"联珠饮"，这张方对于因物质基础不足而导致血液循环障碍的病理状态有很好的疗效，按传统中医的理解就是"血不利则为水"。

其次是对病论治。病情迁延反复，同时有免疫系统疾病，体质一般不够壮实，故选用小柴胡汤来调节免疫，针对的是疾病谱。而过敏煎加葶苈子则是针对过敏性鼻炎之的对用方。这样用方可以说是丝丝入扣、面面俱到。当然这种体质因素引起的疾病需要滴水穿石之功，非一朝一夕所能为，所以一次性开具了30次的药。

当然水饮证的治疗并不只是一张苓桂术甘汤，还有以下几张常用的治水方需要鉴别使用：①防己黄芪汤，用于胖而能食、无力者；②五苓散，用于腹肌松软，有脂肪肝、痛风等代谢性疾病，出现口渴而小便不利者；③真武汤，用于有腹痛、大便不成形或腹泻者等。

03 咳嗽气喘病案

— 纵横联合大包围，闪转腾挪任我行

王某，女，35岁。身高160cm，体重55kg。2019年11月4日初诊。

患者主诉对化学原料过敏导致咳嗽哮喘，痰多色白易咳，月经量少后期，饮食、睡眠尚可，二便平。

处方：射干麻黄汤1g，神秘汤1g，二麻四仁汤2g，半夏厚朴汤1g，荆芥0.5g，防风0.5g。

2019年11月8日二诊：服药后次日症状即缓解，目前已经无喘，只是着凉后容易咳嗽，但较轻微，怕冷。上方去半夏厚朴汤，加附子、诃子。

处方：射干麻黄汤1g，神秘汤1g，二麻四仁汤2g，荆芥0.5g，防风0.5g，附子0.5g，诃子0.5g。

2019年11月15日三诊：现在仅晚上有咳嗽咽痒、痰稀色白，怕冷已不明显。

处方：苓甘姜味辛夏仁汤2g，华盖散1g，金沸草散1g，半夏厚朴汤1g，荆芥0.5g，防风0.5g。

2019年11月22日四诊：咳嗽已很稀少，但是觉得音哑，持续服用上述方组似有化热之势。

处方：定喘汤 1.5g，二麻四仁汤 1g，半夏厚朴汤 1g，麦门冬汤 1.5g，射干 0.5g，生甘草 0.5g。

2019 年 11 月 27 日五诊：咳嗽几乎已经康复，咽痒也大减，仅遗留痰多色黄质黏稠。

处方：定喘汤 1g，清气化痰丸 2g，二麻四仁汤 2g，紫苏 0.5g，防风 0.5g。

2019 年 12 月 19 日六诊：此次一周的药服用了两周左右，症状已经完全消失，其中有两天忘记服药，再没有任何症状出现。患者说其朋友也是因为此疾到处治疗，花费数万元仍未见到明显效果。唯有口咽干燥感，鼻塞。

处方：定喘汤 1g，二麻四仁汤 1.5g，紫苏 0.5g，防风 0.5g，清气化痰丸 1.5g，川芎 0.5g，辛夷 0.5g。

【体悟】

过敏性哮喘病因比较复杂，有环境因素，更重要的是体质因素。西医诊疗，常常是先检查过敏原，然后用局部的激素雾化吸入疗法，同时嘱咐患者避开过敏原。可过敏体质的人，如何能避免接触螨虫、粉尘、花粉等过敏原呢？毕竟我们人不可能生活在真空中。换个角度思考，同样的人，生活在同样的环境中，为何别人不过敏，而自己过敏？我们知道，外因一定要通过内因起作用，如此看来，过敏是自己体质有问题。所谓过敏就是过度的免疫，是机体的免疫应答处于一种过度兴奋的状态，那就需要我们从调理体质、调理免疫入手。

这个患者我所用的方子比较多，有射干麻黄汤、定喘汤、半夏厚朴汤、清气化痰丸、苓甘姜味辛夏仁汤、麦门冬汤、金沸草散、三拗汤、神秘汤、二麻四仁汤等，这些都是临床常用的经方与时方。笔者的学生有时对于这种合方包围的治疗方法存有疑虑，其实现代中药浓缩颗粒的生产，让我们可以很方便地把经常用的方药，按比例配制成颗粒剂备用，当临床遇到复杂因素导致的疾病时，我们就可以应用合方，从不同侧面切入病所，解决复杂因素导致的病理状态。当然我们不能为合方而合方，同样要讲求用方的证据和指征。本案过敏性哮喘，就是一种多因素造成的病理状态，复杂之因当然可以用复合之方给予治疗，尽管这些方的药味有些是重复的，但却符合"重复用药，药乃有力"之古训。

眼下的中医临床，用药剂量有不断加大之势，其中不排除为利益所驱动。而我们用的大合方，在总体用量不变的情况下，用这种多维度合方的方法治疗一些慢性病，临床经常能收到意想不到的疗效。一来不加重患者的经济负担，真正体现经方惠民的本怀；二来不增加患者之身体负担，用水滴石穿的功夫，把疾病消于无形。

下面重点谈谈两张方。一是神秘汤，出自《外台秘要》，日本汉方学家用这张方颇有心得。方剂组成：麻黄、杏仁、甘草、柴胡、陈皮、苏叶、厚朴。主治呼吸困难，痰少，气郁之神经症兼支气管喘息者，即应用于支气管喘息、肺气肿、小儿喘息等。此方以腹力较弱，心下不甚紧张，主诉微有胸胁苦满，咯痰不多，呼吸困难，兼有神经症状者为其目标。其实分析本方的组成，我们可以发现：它是用三拗汤（麻黄、杏仁、甘草）解决支气管的痉挛状态；用小柴胡汤的最简方（柴胡、甘草）解决过敏的迁延状态；用陈皮理气化痰，苏叶缓解过敏及所致的神经紧张状态；厚朴舒解支气管的痉挛，这也是桂枝加厚朴杏子汤中加厚朴、杏仁之意。这张方对于调整迁延性哮喘经常有不错的疗效。患者虽非明显体胖，但也不瘦，而且有麻黄证，日本汉方经常用小剂量频服的方法来改善体质，临床验证有效可从。

二是二麻四仁汤，这是民国初期上海名医祝味菊的弟子——陈苏生的常用方，由麻黄、麻黄根、桃仁、杏仁、郁李仁、白果、百部、款冬花、车前草、甘草组成。我们经常通过认识一个医家学习到许多药方，同时也通过学习一张药方，加深对于这个医家的认识。祝味菊、张锡纯这些民国时期的医家，处于中医势弱之期，要求生存，必然要讲实效，因此他们所拟之方，往往都经过临床的千锤百炼。这张方用麻黄配合麻黄根，一散一收，平衡调节气管痉挛；桃仁、杏仁，郁李仁、白果，有活血化瘀、止咳化痰、通便、收敛之功。其实久患咳喘之人，瘀血状态也多见，便秘腑气不通也符合传统中医肺与大肠相表里之说。再加上百部有中枢性镇咳作用，款冬花化痰止咳，车前草消痰水，甘草有激素样作用，如此配合，也是临床常用之效验方。

④ 用方要讲究次序案

——攘外安内讲次序，发表散邪不误工

患者，男性，32 岁。2013 年 3 月 5 日初诊。

查其体中等偏瘦，肤白细腻。近日流清涕，咽痒咳嗽不已。该患者是一个中医发烧友，自己在工作之余，阅读了大量的中医书籍，而且对不少学说能够讲得头头是道。

此次罹感，他自配二陈汤加苏叶、桔梗服用 3 剂，其效不著，因其儿子旬日前上感高热在我这里用纯中药迅速退热，所以对我较为信任，故特来求诊。遂予桂枝加厚朴杏子汤合半夏厚朴汤加连翘方。

处方：桂枝 15g，白芍 15g，生甘草 5g，厚朴 10g，杏仁 10g，姜半夏 15g，苏梗 10g，茯苓 15g，连翘 30g，嘱以生姜 3 片、红枣 3 枚为引。3 剂。

3 月 8 日二诊：药后咳剧不减，咽痒依旧，呛咳不已，仍有清涕出，舌淡不渴，余知为用药次序不当致有此败。遂书小青龙汤加味。

处方：生麻黄 3g，桂枝 9g，白芍 9g，姜半夏 15g，干姜 5g，细辛 5g，五味子 9g，生甘草 6g，射干 9g，紫菀 12g，炙僵蚕 12g，蝉蜕 9g，炒白果仁 9g。3 剂。

3月10日三诊：患者两天服完3剂，咽痒大减，咳势顿挫，然诉咳时欲呕，全不思纳。处以柴朴汤加味。

处方：柴胡12g，黄芩5g，姜半夏12g，党参10g，炙甘草10g，厚朴12g，苏叶梗各6g，干姜6g，五味子12g，炙僵蚕10g，蝉蜕6g，射干12g，紫菀12g，炒白果仁9g，木蝴蝶6g。3剂。

药后诸症消失而愈矣。

【体悟】

此例初诊犯了先入为主的错误，从患者面白体瘦而简单地判定其为桂枝体质而用桂枝加厚朴杏子汤合半夏厚朴汤，意在调体强壮，同时兼能降低咽喉部之敏感度，而达到愈咽痒疗咳嗽的目的。孰料药后诸症不减。经过思考恍然大悟，感冒初起之治疗，如不遵从发表务尽之原则，就容易造成疾病迁延不愈。仲景时代人们大都饥寒交迫，食不果腹，衣不蔽体，体质瘦弱，所以才有仲景屡屡告诫不可过汗之训，然而沧海桑田，世事变迁，今人之体质，肥厚居多，小发汗完全没有问题，所以只要没有禁忌证比如心动过速，或者极度瘦弱，就可以考虑用麻黄剂，如果确实不能用麻黄的，也可以用荆芥、防风代替，其有麻黄发汗之功效，而无麻黄的副作用。西医治疗感冒咳嗽为何容易造成迁延不愈，也是因为用抗生素的对抗思维，压制细菌病毒的疗法，对于机体自身的状态没有加以调整，只关注到病，没有关注到患病的人。

本案只是发表不够，不能愈病，方知用方未可颠倒次序，先发表攘外，再调体强壮安内，恍然之中果断换方而立见疗效，可见中医也不是慢郎中啊！

　　三诊时据其咳时欲呕而纳呆，故用小柴胡汤为主干。小柴胡汤证之咳，如有胸胁满闷的柴胡证指征则为金指标，但如果是感冒迁延期，体力透支，喜卧纳差，头晕，也可以相机使用，唯见痰黄浓稠，宜去人参、大枣、甘草，以免助热生痰，再加射干、葶苈子、桑白皮；如见咳嗽伴有呃逆，合方半夏厚朴汤为的证，当然如有咽中如有炙脔也是必效之合方；如干咳少痰，可用胡希恕之经验，重用陈皮24～30g，再加杏仁；如有咽痒难忍，可学唐步祺之加苏叶15g，防风15g，都是临床随证加减之妙着。

⑤ 过敏性喘咳急性发作案

—— 荆防神射寻神雕何在？妙手解郁治急喘若无

患者，女性，56 岁。2013 年 12 月 21 日初诊。

素有过敏性哮喘，近来可能是由于天气的变化以及饮食方面的因素导致哮喘急性发作，表现是不停呛咳，咽中吱吱作声，胸满腹胀影响呼吸。患者自己服用了一些常规的西药，但是维持时间很短。又在社区的诊所里打了几瓶点滴也没有见到什么疗效。在其儿子（也是一名社区卫生服务中心的中医生，此前曾经听过我的经方讲座）的推荐下来诊。

视其形体中等略胖，肤色黄暗，舌脉均无明显的热象。近来由于连续咳嗽，导致每次咳时都会引起右侧胁肋部疼痛。虽然不是特别严重，但也感到颇为不适，按其腹力中等，虽无抵抗但也不软，询其饮食，没有受到太大的影响，口不觉苦，亦无渴感，咽亦不红。

处方：①神秘汤 2.0g，射干麻黄汤 2.0g，荆芥 0.5g，防风 0.5g，1 天 1 次，早饭后服用；②四逆散 2.0g，半夏厚朴汤 2.0g，荆芥 0.5g，防风 0.5g，1 天 1 次，晚饭后服用。

上药先取 5 天剂量以观察疗效。

服后第二天患者儿子打电话问我为其母亲开的何方，我问其故，他答曰：母亲服后感觉非常好，咳嗽和气喘都得到了很大程度的缓解，胁肋疼痛也几近消失。

12月26日二诊：各种症状均已十减八九。仍予上方5天量，嘱其每天交替轮服，每天只服一次即可，待到病情完全稳定再相机调理体质不迟。

虽然此病不可能在短期内就达到真正完全治愈的目的，但其疗效之迅速还是我所始料未及的，这种用药组合我也是第一次试用，我暂时把这张合方名之为"荆防神射汤"，但愿它再用时还能如此取效，不辜负"神射"之名。

【体悟】

（1）本案患者咳喘所引发的胁肋不适是柴胡证的金指标，再次得到验证，患者服药后，不但咳喘大减，连胁肋满闷一并消除。所以不管是早上服用的配方，还是晚上服用的配方里都有柴胡剂。

（2）射干麻黄汤治喘。《金匮要略·肺痿肺痈咳嗽上气病脉证并治》第6条："咳而上气，喉中水鸡声，射干麻黄汤主之。"所谓"喉中水鸡声"是因为支气管痉挛，气流经过狭窄的气道和黏稠的痰液而引发的异响，其本质依然是外寒内饮，只不过此处之饮不像小青龙汤证之青龙水，偏稀偏多，而是黏稠且有化热之象，故方中用性寒之射干消痰利咽止咳。仲景为我们示范如何据证而游移转方，不可脑袋僵化而不思加减。古云：大匠能诲人以规矩，不能使人巧。这等境界需要我们好好去领会。

（3）晚上服用的四逆散合方半夏厚朴汤，是黄煌教授的组合方，取名八味解郁汤。四逆散解决横向气机阻滞，半夏厚朴汤解决纵向气机阻滞，二者合方能解除气机郁滞，其临床用途很广，不但可以解决情志问题、睡眠问题，加上荆芥、防风舒缓气管神经紧张，还能很快解决哮喘症状。

（4）本案分早上服用、晚上服用，可以避免麻黄剂影响晚上睡眠的副作用，同时用分兵合击之法，从不同侧面协同解决一个病证问题，临床运用，经常有意想不到的疗效。

06 反复发作久治不愈低热案

——形不足温之以气，精不足补之以味

栗某，男，42岁，身高178cm，体重70kg。2019年4月2日首诊。

主诉：低热1周。每年春天、秋天都会出现低热的症状。平素有鼻炎，鼻子通而不畅，乏力疲劳，怕冷无汗，手足觉热，无口渴咽干，饮食、二便正常，眠差。

处方（中药颗粒剂）：麻黄附子细辛汤1g，桂枝汤3g，葛根1g。3天。

2019年4月5日二诊：上诊服药第一天效果不明显，但次日下午即觉头昏消失，鼻塞消失，手足心之热感也消失，体温恢复正常，自觉良好。刻下：自觉乏力，中气不足，讲话无气力，师原意续进。

处方（中药颗粒剂）：①上午服：麻黄附子细辛汤1g，桂枝汤1g，葛根1g，黄芪0.5g，当归1g；②晚上服：四逆汤1g，补中益气汤2g，桂枝汤3g。7天。

2019年4月16日三诊：症状明显好转，但仍然鼻塞、畏寒、失眠，仍有乏力感，饮食可。

处方（中药颗粒剂）：①上午服：麻黄附子细辛汤 1g，补中益气汤 3g，理中汤 1g；②晚上服：归脾丸 3g，桂枝加龙骨牡蛎汤 2g，附子 0.5g，磁石 0.5g。15 天。

2019 年 9 月 5 日四诊：上诊服药后恢复很好，数月来一直平稳无不适。近来低热又作，但不如上次明显，有疲劳感，睡眠不佳，仍然有轻度鼻塞。

处方（中药颗粒剂）：①上午服：麻黄附子细辛汤 1g，补中益气汤 3g，理中汤 1.5g，桂枝汤 1g；②晚上服：归脾汤 3g，桂枝加龙骨牡蛎汤 2g，附子 0.5g，磁石 0.5g。15 天。

2 个月后，一次偶遇，告知，其病若失，一切安好。

【体悟】

每年定期发热之病，内伤无疑。初诊，患者鼻腔通而不畅，素有鼻炎，恶寒无汗，口不渴，三阴病无疑。身高 178cm，体重 70kg，物质基础不足是很显然的。患者年龄 42 岁，无其他基础病，轻微发散应该没有问题，故一诊给予麻黄附子细辛汤合桂枝汤，有唐步祺先生新订麻黄附子细辛汤的意思。麻黄附子细辛汤发散表寒，有桂枝汤作为物质基础相助，补充血容量，力量更加持久与平和中正，所以用药比例中麻黄附子细辛汤只用了 1g，而桂枝汤用了 3g，孰轻孰重，一目了然。加葛根，有改善上部供血之意。

二、三、四诊的用药思路，围绕着形寒体虚，采用"形不足温之以气，精不足补之以味"的策略，加上根据人体阴阳变化的规律，早上用升阳、晚上用补阴强壮的思路，用了补中益气汤、归脾汤、理中汤、桂枝加龙骨牡蛎汤、当归补血汤，可谓随证用之。总之，紧抓患者的体质，物质基础不足，用补益升阳的思路，少佐发散表寒托邪外出之麻附细辛汤，持续用功，功到自然成矣。

07 腹泻案

患者，女性，46岁。2009年9月10日初诊。

主诉：患腹泻1年，久治未愈。患者体型中等而偏胖壮，腹部按之充实而有抵力（中医腹诊按压时根据腹肌的紧张度，分为松软、中等抵力，紧张压痛，所谓抵力即抵抗力，后文中有抵力同此意），但无压痛，身高165cm，体重80kg。

患者一年前曾在某学校食堂打工，由于饮食饥饱失节，寒暖不调，加之进食油腻冷滑之物，以致发生腹泻，迭经医治（无非FPA及次仓片等西药），服之即效，但停药后又复作如故。如此反复发作直至来诊。

刻下：一进冷食即泻（患者为一热性体质，肤白唇红，讲话洪亮有力，虽一日之中连泻数次不等，但其体重并未因之而稍减，平素偏又嗜饮凉茶等），自觉腹中急迫，泻下稀溏如水，但饮食睡眠很好。

患者虽知余之中药很能"治病"，但总是惧怕中药"太苦"，且煎煮麻烦，此次来诊实属无奈，并要求处方令其速愈。

处方：柴胡10g，白芍12g，枳壳12g，生甘草6g，半夏

07 腹泻案   021

10g，厚朴10g，茯苓30g，苏梗10g，苍术10g，猪苓15g，泽泻20g，栀子10g，肉桂6g，干姜6g，红枣15g，3剂。

9月26日二诊：患者特来告知，药后泻止，大便成形日一次，停药至今，未见复发。

【体悟】

（1）此患者素来健康无疾，体格颇佳，奈何饮食不节，饥饱无常以致腹泻，病程虽久，但缘于一直未经正确治疗，实非深沉之疾。

腹泻之病，察今之西医诊疗，急性腹泻多用蒙脱石散、双歧杆菌等调理肠道；慢性腹泻则多诊断为肠易激综合征，一般用匹维溴铵、洛哌丁胺等药治疗，效果平平，停药容易复发。如肠镜检查后发现是溃疡性结肠炎，治疗起来就颇费周折。我临床常见一些急性腹泻患者，西药用蒙脱石散和双歧杆菌治疗1～2周仍不见效，如果发现大便酸臭、腹痛里急后重者，用中药黄连的提取物盐酸小檗碱片，往往1～2日痊愈。其实这种腹泻是有肠道细菌或者病毒的感染，而现在的西医生遇到这种病证，不知道是不是因为抗生素的滥用，引发矫枉过正反而不用抗生素，一味地用蒙脱石固涩大便，用双歧杆菌调整肠道菌群，孰不知一味黄连就可以解决大部分的热性感染性腹泻及上消化道感染的呕吐，胃肠道内有炎症充血渗出，不抗炎、抗渗出，一味固涩，怎么能建功？双歧杆菌也不应滥用，应该是长期慢性腹泻，引发肠道菌群紊乱，有益菌减少的时候方可用之调理，此时急症，当断不断，必受其乱，用双歧杆菌有头上安头之嫌，一瓶盐酸小檗碱片100片只需5～6元人民币，可以治疗

5～8人，每人花费不到2元人民币。

但本案患者属于慢性腹泻，是由于饮食寒热不节，引起肠道的植物神经功能紊乱，即西医所谓的肠易激综合征，类似中医的"肠郁"。这种疾病因为神经功能紊乱引发肠道的收缩舒张节律失常，有时便秘有时腹泻，用黄煌老师治肠易激综合征之效方八味解郁汤为的对之方，合五苓散则有利小便而实大便之功效，实质是调整水分的出路，让肠道多余的水分从小便排出，减少肠道的水肿；再加栀子，实查其体质有郁热之征；加干姜有兴奋肠道吸收功能之意。如此配伍兼顾体质与病症，果获速效。八味解郁汤实则由四逆散合半夏厚朴汤组成，可以调理一横一纵之气机，临床应用极广，前已述及，此处不再赘述。这种治疗方法包含了中医疗法的智慧，就是人体有自我修复功能，我们就用药物帮助机体，恢复自身的节律，调整水分的排泄比例，进而改善肠道的内环境，那么这种腹泻就会自愈。

然其一年之疾欲3剂而永不再作，我实也未敢其必，故仍需再观察一段时间方可做出论断。方中栀子之选，如今思之，如果换作黄芩可能更为切当。因为栀子会使大便溏，而黄芩能燥湿抗炎抗渗出，能解决腹泻问题，如葛根芩连汤、黄芩汤等。

（2）我们常常讲治病求本，然而"本"究竟是什么呢？笔者认为，"本"就是患者的体质状态。很多时候临床医者包括笔者在内，总是不知不觉地陷入对抗性治疗的泥潭，就比如本例患者其表现为腹泻，那么无论是西医还是一些中医在大脑中马上闪现出的治法大多是——止泻！然而临床事实告诉我们，这种简单的、单线性的、对抗性的治疗思维是彻头彻尾的西医治疗理念！中医所讲究的其实是顺势疗法。什么是顺势疗法呢？就是顺应人体本身的生理需求而采取的治疗方法。如本例患者的腹泻，其实是由于胃肠功能失调所致，而胃肠功能失调属于中医"气机紊乱"的病变范畴，因此在治疗时就要调整"气机"郁结，从而达到调整胃肠功能使其恢复生理常态的目的；同时由于气机失调导致水液代谢功能紊乱，故合用调节水液代谢的专方——五苓散与八味解郁汤发挥协同作用。另外尚有一种情况，乃是由于肠道内有所积滞，机体为了排除这个积滞所以才会使肠蠕动增强而出现腹泻或大便次频，此时医者处治时，正确的选择是帮助机体排除积滞，而不是一味地想着去止泻。笔者在武汉坐诊时曾治疗一位年轻女孩，罹患腹泻久治不愈，其父慕名携其来诊，见患者肤白体壮，唇红腹硬，便前腹痛，便后觉松，但大便每有不畅之感，再观前医所处方药数纸，不过健脾止泻之类，遂果断予以大柴胡汤加黄连——其实就是合方三黄泻心汤，当时有侍诊同道曾对该处方产生疑惑，笔者即耐心告知其中原委，患者闻之亦颇觉有理，药服1周，病情竟然好转半强，遂用原方续服，未及一月而得以完全康复。如果不明白此中道理者可能会觉得这样处理会有些离经叛道，因为按照常规思维，本来已经久泻不愈，竟然再予攻下，殊不知我们的先辈早就有"通因通用"之训，更且有"热结旁流"之教，我们作为后学也只不过是亦步亦趋罢了。这其实就是顺势疗法的具体运用，是很平常的道理，并没有什么可奇怪的。然而需要注意的是，并不是所有的腹泻患者都可以用这种思维，说来说去，还是要回到一个老且弥新的话题，那就是"体质状态"，只有体质强壮，并且其客观体征（舌、脉、腹诊）和整体状态分析足够支持，才能使用如此思路和方法予以处理，正所谓"富强之国方可以振威武"。如果是面黄肌瘦、两腮无肉或素来体质虚弱，或是年龄偏长甚至老迈龙钟，且其脉、腹均属无力，又少气懒言等一派弱象者，当然不可用如此简单粗暴的大刀阔斧疗法，而是需要平正稳健之方药予以针对性的调养结合方为上策，正所谓"衰蔽之日不可以穷民力"者是也。

⑧ 胃痛久治不愈案

——重复用药乃有力，覆杯而愈见奇效

患者，男性，25岁，身高180cm，体重65kg。2014年7月4日初诊。

主诉：长期胃痛，时作时止，加重3天来诊。久服各种中西药物或效而又作或服后无功。

多次在医院确诊为慢性胃炎，询其疼痛无规律，每每不定时发作，常有反酸恶心，大便时溏时干，睡眠一般；视其体中略瘦，肤黄白无泽；腹壁薄而按之无抵力，舌淡暗苔薄，脉平。

处方：①上午服：柴胡桂枝汤3g，牡蛎1g，小茴香0.5g；②晚上服：安中散2g，小建中汤2g。

早晚分服，因痛势较剧加之患者为初次来诊，对笔者缺乏足够的信任度，故暂予5天剂量以观药效。

孰料直至7月30日其妻子因他疾来诊，患者亦未来复诊，余询其故，其妻笑曰：您的药太灵了，上药服后当晚疼痛即失，至今未再作。本来家人都劝其再来服药巩固，患者实在不愿再服，今日无论如何也要将上方再取一些以为巩固或预防。噫，经方之神奇有如此者！

【体悟】

此患者体中偏瘦，肤黄白无泽，睡眠不佳，胃痛久作而呈慢性化迁延性，显属桂枝体质无疑。所谓的桂枝体质，是一种血液循环不佳、物质基础储备不足、虚弱偏瘦弱的状态，即所谓林黛玉式弱不禁风的体质，而桂枝能扩张动脉血管，改善全身的血液循环。

当我们能熟练运用方－病－人体系诊疗时，一看见患者就会对其体质倾向做出判断，并会往桂枝类方去找寻、鉴别方证，再听到其胃痛、反酸等消化道症状时，脑海里就会闪现出黄连汤、安中散、小建中汤、柴胡桂枝汤……当然对于这些方剂的用方抓手、用方指征要烂熟于胸，这样才能在这些方之间进退取舍。笔者谈的这个思维过程，其实就是传统中医的真正诊疗思辨过程，而不是现在教科书式的固定分型，然后凭自己的主观经验推导，或者陷入阴阳五行的猜测中。当做出体质倾向初步判断后，就可以调整主要方向，然后根据症状做多维的对焦选方。临床事实证明，这样选方用药的成功率要远高于临时组方用药，因为这些经方、验方是前辈先贤临证无数案例的疗效汇总，经得起重复，经得起检验，除非我们在前辈的经方、验方中找不到适合的办法，才可自起炉灶，所谓"礼失而求诸野"。

安中散一方原出于《太平惠民和剂局方》，被矢数道明先生收录于他的《临床应用汉方处方解说》一书中，作为开篇第一方，其药物组成为桂枝 5g，延胡索、牡蛎各 4g，小茴香 2g，砂仁、甘草各 1.5g，良姜 0.7g，并谓通常加茯苓 5g。临床上常将此方应用于偏虚证之慢性胃脘痉挛性疼痛。西医学认为，疼痛喜按者多为痉挛性疼痛，拒按者则多为炎症充血性疼痛，反过来理解，桂枝剂所适合的疼痛当为局部缺血性痉挛性疼痛而禁用于充血炎症性疼痛明矣！请大家注意，通过在方中加一味茯苓，就可以将此方理解为苓桂剂家族中的一员，而苓桂剂又属"病痰饮者，当以温药和之"的代表，如此我们又可以顺理成章地认为此方所治疗的胃痛不但属于虚寒（局部缺血）性、痉挛性，而且还应该存在胃液的潴留，即中医所谓的"痰饮"证，所以矢数道明先生将此方之应用目标规定为"以脾胃（主要是胃）虚寒和气郁血滞所致之胃痛、腹痛为主要目标，瘦型体质之皮肤肌肉松弛，脉虚软，腹亦软弱（有时也有略呈紧张），动悸（起于脐旁），胃内停水等"，可谓经验见道之言，信然！

笔者将此方与小建中汤合方实取则于"相须"用药法，亦是学习了孙思邈先生"重复用药，药乃有力"的训导。因安中散与小建中汤均为桂枝类方（笔者这样认为），但前方偏于理气镇痛、健胃化饮而理虚之功不足，后方则恰与之相反而可以作为互补使疗效更趋完善。

柴胡桂枝汤原见于《伤寒论》第146条："伤寒六七日，发热，微恶寒，肢节烦疼，微呕，心下支结，外证未去者，柴胡桂枝汤主之。"真正启发后世医家将此方应用于治疗胃、腹疼痛者实源于《金匮要略·腹满寒疝宿食病脉证治》之附方"治心腹卒中痛者，《外台》柴胡桂枝汤"。费维光先生所著的《中医经方临床入门》一书在此方后谓："胃痛一症，患者极多，有寒有热，如为寒性先用理中汤治之均可得愈。余自学习日本中医大师矢数道明先生之著述，用此方（指柴胡桂枝汤）以治胃痛，无不效如桴鼓。"他又说："按柴胡桂枝汤，本来就治胃痛，经加牡蛎、小茴香后，不论虚实寒热，用之无不百发百中，一般服 10 剂可愈。"对于费先生所言笔者是这么理解的，柴胡桂枝汤无论寒热虚实似均可用，但还是以寒热之象不太明显者为宜，或者说要根据实际情况调整方中药物的剂量比例以期与患者体质乃至病情更加贴切，而"百发百中"一语则更只是费先生本人所验，纵使真的如此，我们作为医家亦不可在患者面前轻易许诺，以免患者对某种治疗方法或者药物期望值过高，给后续的治疗增加难度，甚至会引起患者对于医者信任度的下滑。这是应该引起我们临床工作者足够重视的一个方面，特此拈出与诸君共勉。

09 胃痛胃胀泛酸灼热案

——南辕北辙虚实误，怕冷并非尽阳虚

患者，女性，30岁。2012年7月9日初诊。

主诉：胃痛胃胀、泛酸灼热，性急易怒，睡眠不佳。2年前在某医院确诊为"胃窦炎"，屡药不效，后据病友介绍延一名医，竟谓气血大虚而主以膏方调治，历时数月，花费不菲，病情反重。

观其体中偏胖，面红有光，二目有神，苔黄厚而质坚老，脉按之有力而滑实，腹部按之充实有力，大便干结不通。遂处以大柴胡汤合栀子厚朴汤予之。

有跟诊者疑曰："此人入得室内，因背对电扇即大呼怕冷，岂非为阳气之虚，而今竟用如此苦寒泻降之方宁无妨害乎？"笔者答曰："服后即知其效！"

处方：柴胡20g，黄芩15g，姜半夏20g，枳壳30g，赤芍、白芍各20g，制大黄15g，栀子15g，厚朴15g，干姜5g，红枣15g。7剂。

7月19日二诊：药后便畅胀消，纳开寐熟，胃痛消失，背部之畏冷感竟亦失，效果非凡！一周下来患者自测体重较未服药减了1kg，信心大增。原方续服7剂，先后诊治近2个月，终得痊愈。

【体悟】

中医所关注的是有病的人，而决不仅是人的病，并且局部症状要服从整体判断。虽然这个患者有背部怕冷的症状，但其体壮，双目有神，苔黄厚而质坚老，脉滑数，无不提示此人整体是实证、热证，即中医讲的"大实有羸状，至虚有盛候"。这个"大实有羸状"，其实是因为体内垃圾的堆积，影响血液循环而导致局部怕冷的状态，这时候要懂得局部永远从属于整体的原则，这也是学中医的难点。日本汉方学家不是有一句话吗？"中医好难好难，因为好，所以难；因为难，所以好。"平时我们读书时常念叨，通则不痛，痛则不通，到临证时经常忘得一干二净，要么补，要么罗列一堆川楝子、延胡索、香橼、香附止痛，再加牡蛎、瓦楞子、海螵蛸制酸，能用上左金丸都算有点见识了，但用起大柴胡汤就没有那么板上钉钉的勇气了，其实还是对于方证不熟悉。我们重温一下《伤寒论》的103、136、165条原文就可以体会大柴胡汤的方义。患者之所以会反酸、胃痛，就是因为胃向下蠕动的节律失调，有些甚至是逆蠕动，临床遇到这样的患者，如果有大便干结，人比较胖壮，腹诊按压胃脘部有压痛，都可以用大柴胡汤通下，胃能向下蠕动，胃酸不会在胃部潴留，反酸自然消失，不一定非得用对抗思维的制酸中和药。这些都是西医思维，如果不摒弃，真正回归到中医的辨证辨体论治上来，中医的传承只能得其形，而不能得其神。

这种关注有病的人，而不只是简单关注人的病的治疗思路，正体现了中医同病异治、异病同治的原则，亦即相同体质的人虽然患的是不同的病，却可以用相同的治法方药，而不同体质的人虽然所患的疾病相同却要采取不同的治法方药，说到底都是在患者的体质上做文章，而并非只把眼光盯在某一病名或某一症状上，这也正是中医整体观念的真正意义所在，而中医的另一特色——辨证论治，笔者认为应该将之改为"辨人论治"更为贴切！

⑩ 不明原因腹痛 2 年案

——对抗思维多误人，辨体论治效桴鼓

患者，女性，80 岁，2012 年 6 月 13 日初诊。

患者身高 158cm，体重 41kg，肤枯色暗。腹痛反复发作 2 年，伴顽固性便秘 6 年余。在多家医院治疗无明显疗效，只好长期服用镇痛药物，但也只能暂时缓解一下疼痛。各项检查无阳性发现。患者便干如栗，腹痛如绞、呈不定时发作。由于久治不愈，患者对医药已完全失去了信心。此次是在其女儿的力荐之下抱着试试看的心理勉强前来就诊。

刻诊：患者体中偏瘦，由于长期腹痛、便秘，导致饮食量极少，加之信佛长期吃素，故而精神状态不佳，声低无力。询其小腿易抽筋，口干咽干但不欲饮水。舌有颇深之裂纹，舌质偏暗而舌干乏津；腹直肌硬而薄，如灯笼腹（桂枝腹）。笔者当即断言此恙治之不难！

处方（小建中汤原方）：桂枝 10g，肉桂 5g，白芍 50g，甘草 5g，生麦芽 30g，麦芽糖 50g，干姜 5g，红枣 30g。

10 剂，并嘱其停服一切西药及通便之保健药物。

6 月 24 日二诊：服药后，大便转畅，腹痛未发作，患者态度

改观，自己主动服药，且服中药期间未服用西药。小腿抽筋症状消失，自觉舒适，腹直肌变软。原方10剂续服。

7月8日三诊：患者自诉腹痛今有发作，但时间很短，且疼痛程度并不重。原方白芍加至60g，10剂。

7月19日四诊：3天前腹痛又轻度发作1次，思考后上方加当归15g。20剂。

8月22日五诊：患者腹痛一直未再发作，精神面貌也大为改观，并再三致谢，要求笔者将"这么神奇"的处方抄给她。她反复说：没有想到对于她犹如噩梦一般的"顽疾"竟然如此轻松而且快捷地得以治愈，而且从来没有喝过如此"好喝"的中药！她要好好保存起来。继开原方10剂，1/2服法（1剂药分两天服用）予以巩固。

【体悟】

本案患者的病证从经方医学的角度思考本来非常平常，但何以困扰患者达两年有余？这两年间也曾遍访中医知名专家、教授治疗，何以效果不好？

对于腹痛、便秘之治疗，如果采用对抗性思维治疗，那就是镇痛和泻药。镇痛药如西药之654-2，是胃肠解痉剂，让平滑肌放松，但这会使得胃肠平滑肌的收缩功能下降而进一步加重便秘。针对便秘的泻药犹如拿马桶搋子，硬通下肠道，通下的同时也会导致肚子痛。如果医生只有那么简单的对抗思维，那人人都可做医生了。其实排便有赖于肠道的节段性收缩与舒张的节律性运动，这种运动功能的正常需要肠道的供血正常，提供必要的养料和动力。而桂枝体质的人，其便秘的原因在于血液循环的失常，引发大肠的节律运动失常，导致肠道痉挛而出现腹痛。而改善肠道血液循环之对应药物就是桂枝、白芍，一个改善动脉供血，一个改善静脉之循环。姜枣促进胃肠蠕动，麦芽糖能止痛补虚，甘草修补黏膜。小建中汤是唐宋以前医家经无数次临床实践检验的千古奇方。用之得当，腹痛痊愈，大便通畅，这是真正抓住了疾病的病理状态而拟的方。根据患者的桂枝体质，调整方向思路，经方医生最后都会选择小建中汤，这也是标准化思维。经方中医讲的是用方的证据与思路，而不是像西医诟病中医的那样，千人千方，莫衷一是。笔者以为抓方证、抓药证，这是中医要走的正确道路。

"医之学，方焉耳。"

⑪ 小儿疝气腹痛案

　　——人类一思考上帝就发笑，辨认与思辨安知孰轻重

　　患者，男性，2岁小儿。2011年10月19日初诊。

　　素有疝气之疾，每于哭闹后即作，但程度不甚严重，孰知今晚由于连续哭泣后疝气复作，腹痛颇剧，孩子哭闹不安以致声音稍嘶哑，本来全家人已经睡下，但由于孩子哭闹不已无法休息，故而深夜来求诊以图痛缓。

　　视其体瘦，抚其腹壁薄而硬（肌紧张明显），拒按而有抵抗。询其平素大便偏干，且近二日已未大便矣。

　　处方：桂枝加芍药汤、大黄附子汤、三核二香汤加当归、白芷、薏苡仁。桂枝10g，白芍20g，炙甘草6g，制大黄5g，制附片5g，细辛6g，生麦芽30g，木香5g，炒小茴香5g，橘核6g，荔枝核6g，炒川楝子6g，当归10g，白芷10g，薏苡仁30g。3剂。

　　取药时已是夜半时分，由于痛势较急，嘱其用武火急煎，少量频频予服，患者的外公对这种处理方式当时还持怀疑态度，问我："这样能行吗？"说实话我当时并没有十足把握，但亦别无良策，只能凭着自己多年的中医临床经验和对个人专业的那份执着，用比

较坚定的语气告诉他："可以的！"

患者家人取药后一直未再来诊，直到1个月后患者外婆因他疾来求治，笔者询及此事，她才言及当晚回家依嘱服药后不到一个小时孩子哭声即定，安然入睡；连服2剂，已无不适，直到现在尚有1剂药未服。她一再称赞中药疗效的神奇！

【体悟】

桂枝加芍药汤的运用口诀综其要者为腹直肌紧张而见腹满，或腹痛有压痛，或无压痛但有抵抗者（见《方证学习精义》桂枝加芍药汤条下）。大冢敬节先生在《汉方诊疗三十年》"桂枝加芍药汤备忘录"中写道："桂枝加芍药汤用于腹部膨满，呕吐，腹泻，时有腹痛，但也可用于无呕吐、腹泻者。腹部膨满、便秘时，有实证也有虚证。虚证的情况下，即使腹胀但腹部缺乏抵力和弹力，脉亦无力，此时若使用大承气汤等方，会出现剧烈腹痛、腹泻、乏力，在腹部有抵力的实证情况下，腹有弹力，脉亦有力，才可以使用泻下剂。"

从先生此说我们可以得到以下几个经验：

（1）腹痛时不能只想到属实证而使用泻下的方法，还要考虑到虚证腹痛的存在。传统所谓的"阳明无热勿轻攻"及"攻击宜详审，正气须保护"应该是这种治疗思想的较好注脚。

（2）区别虚、实二者的要点，除了局部腹直肌紧张、有压痛，以及看其腹部是否有抵力，即抵抗是否明显或剧烈之外，还要看患者整体状态的虚实。换句话说，就是不能只把眼光投在症状及疾病方面，而忽视对"人"整体的病理生理状态的观察及把握，再换言之，就是不能只注重某方的功能及主治什么症状，或是什么疾病，还要看该方是否适合当下这个患病的"人"的整体态势。

我想这可能正是黄师提出"方－病－人"三角辨证观的旨趣所在吧！这也正印证了经方医学是对"人"的整体用药，通过对人体整体体质的洞察及把握，再用相应的方药来调整其不足或者有余，以达到使机体本身内稳态由失衡而至重新平衡的终极目的！这也正是黄师屡屡谈到的经方绝对不是对症状用药的原因所在。

（3）桂枝加芍药汤方证除了腹满腹痛外，亦可见"呕吐和腹泻"，但呕吐和腹泻是或见症而非必见的主症，换句话说，只要有腹满、腹痛就可以考虑桂枝加芍药汤。

即使同时伴见呕吐或腹泻的腹满、腹痛亦当考虑是否为本方证，呕吐、腹泻不伴腹痛时使用本方的可能性较小，但仍如前述，除非患者的整体状态也支持使用本方。

（4）曾见黄师在他的一则"不明原因腹部胀痛案"后的按语中说："本方（指桂枝加芍药汤）主治腹部胀满，里急后重，腹部疼痛等，患者多有便秘倾向，大便常不通畅，腹肌多紧张，腹壁一般为弹力较差，腹皮薄，此方常用于素有胃肠虚弱、胃肌无力症、胃下垂、急慢性肠炎、急慢性阑尾炎、肠梗阻、慢性腹膜炎、腹股沟疝等疾病。"

此方日本医家多用，特别对于腹痛类胃肠道疾病，以桂枝加芍药汤为基点：证较实于本方者，可于方中加大黄；虚于本方者，则可选小建中汤、黄芪建中汤、归参建中汤。所谓"机圆而法活"，总在为医者神而明之者是。

笔者在此案中加用当归、麦芽有当归建中汤之意，合大黄附子汤加薏苡仁是取其温通缓急之效，合刘先生三核二香汤主治少腹冷痛有功，迫于当时情势，选方较杂，又来了一个"面面俱到"，让大家见笑了！

（5）个人学习心得：我们读前辈和老师的著作不只是学他们的一方一法，还要学习他们运用这些方法的思维，即他们为什么要这样用、这样用的优点在哪里、他们用某方的切入点在哪里，也就是如何透过临床上纷繁复杂的一大堆症状而独具慧眼地把握这些症状背后的真相，并运用一些调体良方将之纠正，使之平衡而至于健康。

见效后如何守方及进退有序？如不效后如何转向思维而另谋他途，或者再从某一方面更正治疗方案而重获效机？如果从这些方面思考的话，在我们眼中就不应当存在什么门户之见，但凡是有用的，能够指导临床且屡试屡验的，都可以拿过来为我所用，但这需要一个前提，那就是要有一种良好的思维品质，一如黄师所言，辨证的"辨"是辨认而不是思辨。

但笔者以为，辨认是第一，思辨可继之，而这种继之于辨认之后的思辨过程始终要在辨认的基础上进行，而绝不能离开实证进行所谓踏虚蹈空式的推理式思辨。要知道脱离临床的理论绝对无法去左右和指导临床，这也正是当前一些高等医药院校培养出来的学生不精于临床的一个主要原因。

当然这也只是相对而言，所谓师父领进门，修行在个人，如果本人努力，勇于临床，勤于实践，取得了实实在在的疗效，照样可以是一名好的中医，那又另当别论了。

⑫ 肝癌术后调理案

——梦里寻她千百度，蓦然回首，经方却在灯火阑珊处

患者，女性，65岁，2015年4月18日初诊。

患者于2015年3月20日在某医院做肝癌并胆囊切除术后出现寒战高热。其女儿于4月18日电话咨询时为手术后28天左右，正在当地医院继续输液治疗。患者发热，体温40℃左右，每次寒战40分钟至1小时，极为痛苦。手术区有积液感染，穿刺后细菌培养出大肠杆菌，并耐多种药物。深部的积液处因为位置太深而无法穿刺。

查血小板$45×10^9$/L，患者不能吃饭，恶心，寒战后呕吐，腹胀，食物在嘴里总说咽不下去，近两天又出现腹泻，一日3~4次，黄绿色大便黑酱状伴有泡沫，不爱喝水。患者女儿、女婿均为西医医生，感觉西医无效而求助于中医治疗。

处方：小柴胡汤合五苓散加连翘。小柴胡汤2g，五苓散2g，连翘1g。每日3次，7天剂量。

患者女儿虽然是西医医生，但对经方很感兴趣，告其柴苓汤是用于癌症患者手术后或者放化疗后出现发热、恶心、呕吐、厌食、腹泻及免疫力低下的专方。往来寒热也正是小柴胡汤证的主症。

其女儿还说，知道是积液感染，本来以为引流出来用抗生素就好了，谁知道越治越糟糕。我告诉她，我们中医不管什么细菌感染，治疗的是人，把患者最痛苦的症状解决了就行。

患者第二天收到药，口服后再没有出现寒战高热，服药后的第二天早上竟然吃了一个鸡蛋。患者说这个药不苦、不难喝，喝了不恶心了，有点胃口想吃饭了。

服药一周后患者女儿来电报告这些好消息，并且把上海某医生的处方发来让我看看，说是她老公早上5点排队挂的中医专家号，结果患者1剂药都没吃完，根本吃不下。上海中医处方：紫苏梗9g，砂仁3g，六神曲炭30g，炒稻芽10g，炒鸡内金12g，蜜麸炒白术12g，蜜炙黄芪20g，制厚朴10g，大腹皮18g，蜜麸炒枳壳10g，柿蒂9g。我说幸亏没吃下去，这个方子不对证啊！

4月27日二诊：此时患者的感觉除上述之外，又出现了背部灼热感，非常难受，尤其夜间较为明显，患者希望此次用药能够对此有所照顾。

处方：柴苓汤加连翘原方续服，早晚各1次。抑肝散1.5g，二陈汤1.5g，青蒿、鳖甲、白薇、灵芝各0.5g，每日中午服。上方服15天。

患者于4月底出院，之后继续口服上方，胃口好转，嘴里不苦了，不腹胀了，不口渴，不爱喝水，大便基本成形；自诉吃药期间小便特别多，吃了一段时间后小便开始正常了。睡眠明显好转，服药前总是做噩梦的现象消失，有食欲了，少食多餐，能感觉到饿了，并且其女儿可以带她到小区附近溜达了，从发来的照片也能看出患者气色在好转。仍感觉身上无力，手术刀口有些痛，住院期间

CT 检查显示门静脉左支有瘤栓。此期间又邮寄上方一次，仍为 15 天剂量。

5月17日三诊：患者女儿在微信中说，我非常高兴地向您汇报，妈妈这次复查情况挺好，肝功基本正常，白蛋白达到 38.7g/L，白细胞和血小板虽然没有达到正常值，但比住院期间提高了不少，现在没有不舒服的感觉了，吃饭也好多了。感谢王医生，感谢经方，等妈妈康复了，我也要学习经方。

我回复：不要拘于化验单，我们中医更关注人的感觉，只要人舒服了，能吃饭了，痛苦减轻或消失了就行。

6月7日四诊：患者女儿开车带患者来就诊，坐车 3 个小时竟然没有感到特别劳累。根据面诊情况处方如下：

小柴胡汤 1.5g，五苓散 1.5g，连翘 1g，生石膏 1g，中午服。十六味流气饮 2g，千金内托散 2g，紫根牡蛎汤 1g，晚上服。连服 15 天。

6月21日五诊：患者女儿微信留言，妈妈的药快吃完了，背部的疼痛没有减轻，感觉刀口有股气似的。

处方：小柴胡汤 1.5g，五苓散 1.5g，连翘 0.5g，灵芝 0.5g，中午服。四逆散、甘露消毒丹、当归芍药散各 1.5g，灵芝 0.5g。上方开 20 天量，五二服法（服用 5 天停药 2 天，周而复始。后文中的 5/2 服法同此意）。服药期间一直病情稳定。

8月8日六诊：患者女儿来电，其母亲前些天腰痛较重，复查肝功能、腹部 CT 正常，下腔静脉附近的包裹性积液已经吸收，门静脉瘤栓竟然消失了。后观察两天腰部出现带状疱疹。

患者女儿说上海的医生一直坚持让打干扰素，但是打干扰素就出现发热、肌肉痛等副作用，所以一直没有打，没想到经方的效果这么好。我告知：小柴胡汤就是天然的干扰素！

针对此次病变，处方如下：五苓散2g，石膏、滑石、红花、甘草各0.5g，金银花、瓜蒌仁各1g，早上服。千金内托散1g，紫根牡蛎汤2g，红花、甘草各0.5g，金银花、瓜蒌仁各1g，晚上服。

上方服1周。收到药后口服当天见效，疼痛大减。

【体悟】

黄师所提倡的经方思维告诉我们：中医所关注的始终是"病的人"而非"人的病"。黄师教导我们，在肿瘤的治疗过程当中，要掌握三大原则，即胃口不倒、体重不减、精神不垮，在这个前提之下，适时地予以调神、调体、调免疫，总之一切都是为了"留人治病"。

同时，黄师也曾一针见血地指出：仅仅"留人治病"依然存在着不足，因为如果我们只是关注于人，一味地沉浸在暂时有效的喜悦当中而忽略了肿瘤决不会因此而停下它们险恶的脚步这个严重的现实问题，其结果就是姑息养奸。

观察现在的肿瘤治疗方式，大部分医院都是手术、化疗、放疗、中药介入，依次进行，患者找中医治疗时大都是在最后环节，也就是走投无路时，抱着死马当活马医的心态。其实中医的早期介入有助于缓解术后以及放化疗的副作用，改善症状，提高生存品质。

所谓肿瘤细胞、癌细胞，也不是外来的，而是人体自身细胞在发育过程中处于幼稚细胞状态，不成熟，又疯长。那为何别人的细胞在发育过程中不会分化成癌细胞呢？是因为我们的内环境出了问题。这就需要我们审时度势，辨证辨体求因，抓准即时的生理病理态势给予调整、强壮，或攻下，或解毒……

但是眼下的中医治疗肿瘤，往往陷入对抗疗法，即采用西医的抑制肿瘤的思维，但抗肿瘤的中药与西药的靶向药物疗效差距甚远，此非中医之所长，而且滥用清热解毒等所谓对病的抗肿瘤中药，这些药物往往苦寒败胃，癌细胞还没有消灭，自己的身体就先垮了。所以黄老师提出的胃口不倒就是对时下滥用苦寒药物的一个纠偏。如果胃气倒了，患者有何有体力与癌细胞周旋呢？

反观本案的治疗方案中，无一不是围绕着调气调血调水、寒热同施、温清并用、补泻同投的思路。现在的教材多对疾病进行分型治疗，这也无可厚非，然而在临床实际的病例中，患者的症状往往是复杂的、兼夹的，没有绝对的寒，也没有绝对的热，没有绝对的虚，也不存在绝对的实。因此，我们的治疗原则就要根据患者的即时状态给予调整，方能丝丝入扣，不会陷入刻舟求剑、缘木求鱼的错误当中。

当然在肿瘤诊治方面我们要做的工作还有很多，需要学习借鉴前贤大量的临床经验。除了我国诸多先贤给我们提供了巨大的学术思想财富之外，日本汉方医学家在关于十六味流气饮、桂草姜枣黄辛附汤、紫根牡蛎汤、乐适舒等方药的运用方面也具有独到的心得和经验，笔者本着以药测证、以方测人的思路将上述方案运用于实际临床，发现确实有用武之地，而且也收到了一定的成效。当然限于诸多因素，我们的运用经验由于病例太少还嫌得零星杂乱，有待于继续观察、整理以提高。如本例患者的治疗，至此为止也只不过是一个阶段性的暂时胜利而已，还需要继续治疗观察，进一步总结。

⑬ 年轻女性的闭经案

——有方能守因定见，守得雾散见花开

熊某，女，26岁。2012年6月3日初诊。

患者在病友的推荐下就诊，此时已因治疗不孕数年，花费不菲。患者营养状况差，看起来很瘦，身高165cm，体重48kg。食欲不佳，喜甜食，怕冷，但手掌温热，口唇干燥。皮肤白皙，面色黄白，略显憔悴，表情一般。舌脉无异常；腿诊皮肤干燥无毛；腹诊按之腹壁薄、无抵抗感。

患者自述从有月经起就一直延后量少，最后发展为闭经，需要用达英等药物才有月经，停药则无。就诊时末次月经为4月下旬，量少色暗。结婚几年一直未能怀孕。西医检查子宫内膜2.8mm，诊为幼稚子宫。

当时思路：此患者除西医的子宫内膜数据之外，几乎无证可辨，唯有从体质入手。此患者为典型桂枝体质，干燥、虚弱、营养状况差。子宫发育不良，口唇干燥，手掌热，根据这几个抓手，笔者的第一反应就是用温经汤。

处方（中药颗粒剂）：温经汤，每天2次，每次5g，开10天量。

6月28日二诊：患者服药后并没有来诊，其病友因信任我，督促其来复诊。患者服药后没有什么大的变化。冰冻三尺非一日之寒，笔者认为方没开错，但是需要足够的时间。

原方（中药颗粒剂）1个月量，同前。

7月28日三诊：患者面色变好，月经于7月26日来潮，不到两天就结束。患者感到很惊喜，因为其初诊时已经停用西药至今。此外患者诉大便干结，两三天1次。

思路：药见小效，稍微调整，改用联合方组法。

处方一（饮片）：小建中汤。桂枝10g，肉桂5g，赤芍、白芍各20g，生甘草5g，干姜5g，红枣30g，生麦芽30g，麦芽糖50g。10剂，煎30袋，每日服2次。

处方二（中药颗粒剂）：温经汤，1天1次，每次5g，15剂。

早晨、中午服小建中汤，晚上服温经汤。

8月17日四诊：继续好转，其面色明显变好，药后大便两天1次、不困难，食欲变好，近来小腿抽筋，上楼时仍有疲劳感。

中病守方：小建中汤5g，15剂，1天1次；温经汤5g，15剂，1天1次。早晨服用小建中汤，晚上服用温经汤。

9月19日五诊：情况继续好转，守方温经汤、小建中汤（中药颗粒剂）1个月。

2011年1月13日六诊：患者服完五诊药物时月经已经正常，然后停药近3个月，停药期间月经正常来潮。其间，电话追访患者，言每月月经仍来，有涌出来的感觉，每次四五日方净，量比以前大。

此次再来复诊为进一步巩固与调整。患者状况非常好，面色白里透红，外表看起来非常漂亮，与初诊时完全不同，展现出原有的美貌。

患者自述手脚冰凉（方证相对立刻想到当归四逆汤），其余无不适。考虑患者胃口已经变好，体重也增加了近5kg。

调整处方（中药颗粒剂）温经汤5g，当归四逆汤5g，各10剂。早晨服当归四逆汤，晚上服温经汤。

同时给患者熬温经建中膏（温经汤合小建中汤），服完汤药后服此膏。患者之治疗已经进入坦途，仍在继续跟踪治疗中。

【体悟】

笔者一直在思考，经方思维与后世方的思维的不同点究竟在哪里？就像本案，如果是学习经方的医生，一看患者的病证指征，绝大部分都会开出温经汤来。我们得出结论的原因在于看问题的方式与角度，也在于自己的知识结构与知识储备。中医是一门经验医学，其精髓在于这些方与药当中，同时，经方的方证比较规范与确切，这是无数的前辈先贤在千千万万的病案当中不断试验、总结、再试验、再总结出来的，是经得起检验、经得起重复的，这也正是经方的可贵之处。后世方的方证相对比较宽泛，方证没有那么确切，但同样是后世无数医家的经验总结，很多后世方经过千锤百炼，慢慢也有了经方的影子，这些方子一样弥足珍贵。我们不能厚古薄今，要有一种"方无古今但求乎治"的治学态度；我们不要人为地划定门派，当有门派之见的时候，我们的思维就被禁锢住了，更需要用一种"海纳百川，兼容并蓄"的胸怀去汲取各种经验和医学知识，要用拿来主义和实用主义的态度去接受各种新的知识和思维，即使是西医，也是全人类医学实践的智慧结晶，西医把人体微观的生理病理搞得那么清楚，我们为何不能借用来认识疾病呢？当然西医的短板是药物与治疗，在这点上我们完全可以发挥中医药的优势，就如同黄煌老师所讲的，诊断是现代的，药物是天然的。这其实是指明了一条路，未来的中医生如何建构自己的知识体系与诊疗体系的路。

此患者瘦弱，不孕，但手掌温热，口唇干燥。腿诊皮肤干燥无毛；幼稚子宫、内膜很薄；白皙的皮肤，薄弱的腹部。看到患者这些表现，如果熟悉温经汤方证的医生，会很确定地想到用温经汤，因为温经汤是治疗雌激素不足的一张好方，而上面的种种症状、体征，都提示该患者雌激素不足而引发了不孕症。但假如用后世的脏腑辨证思维去拟方，大都会诊断为脾肾两虚，然后罗列一些健脾胃、肝肾的药物，当然不一定就完全无效，但应该说明确的温经汤证，用温经汤是最有效而确切的决定。为什么呢？因为这是历经无数实践而得到的结论。也正是这种笃定，患者来复诊时，尽管症情没有什么变化，我依然用原方治疗。这种笃定来自我对这张经方的了解，因为用温经汤治疗的疾病经常需要半年甚至 1 年时间的调理才能见功，西医调经的激素序贯疗法至少也要 3 个月的时间啊，而且这种疗法补充的是外源性的雌激素，温经汤则是通过激发人体内部的功能，自我产生内生性的雌激素，这种调理的结果不会因后来的停药而失效。正是因为对于温经汤的知识储备，让我能守方治疗。

此患者的治疗大量使用了中药浓缩颗粒剂，效果是肯定的。在服用温经汤的过程中患者大便变干结，用小建中汤后才变通畅，看来温经汤确实能使大便变干，仲景在温经汤原条文中就提到"日下利数十余行"，可见仲景方之精准。

本案从温经汤到小建中汤，再到当归四逆汤，都是桂枝类方，也符合该患者属于桂枝体质的判定，这也进一步佐证了方－病－人体系是切合临床实际的，这种思维体系，远比阴阳五行脏腑辨证的猜测更加实用。

此患者在初诊后两个月左右，其夫因患者婚后数年不能怀孕，信心全无，又迫于父母压力，最终与患者离婚。本案虽然效果明显，但最终还是因病而遭遇婚姻不幸，令人同情和惋惜。不过随着病情的好转，患者也渐渐对生活有了新的希望，这对于医生来说也是一种最好的安慰。

⑭ 月经淋漓不尽案

——急则治标缓治本，慢摇船橹捉醉鱼

张某，女，50岁，身高155cm，体重65kg。

主诉：月经淋漓不净两个多月。医院建议切除子宫。舌苔薄白，舌下瘀曲，咽喉无肿痛，腹肌松软；大便稀溏，2～3次/天，夜尿多，饮食一般，容易胃胀，睡眠不好，心情烦躁易怒。医院诊刮两次，彩超示内膜息肉、子宫肌瘤，口服止血、激素药不理想。既往月经量多，无特殊处理，平常干活比较劳累。血压150/60mmHg，心率112次/分，血红蛋白5.3g/L。

处方：理中汤2g，三黄泻心汤1g，黄连解毒汤1g，四逆汤1g，6剂（以上为中药超微颗粒）。

5月5日二诊：患者说服药后第4天血止，人感觉舒服多了，血压130/90mmHg，睡眠不好，乃因患者失血过多导致津血阴液枯竭。

处方：黄连阿胶汤加生地黄、龙骨、牡蛎，5剂。

5月12日三诊：患者说疲倦感没有了，食欲好多了，睡眠一般、容易醒，继续用上方7剂。

6月7日四诊：患者说这段时间感觉体力还好，做事多了没有

休息好，感觉腰酸背疼，大便还是有点稀，1~2次/天。

处方：温经汤加杜仲，7剂。

6月15日五诊：月经来了、量多有块，感冒发热，体温39℃，头痛，恶心想吐。

处方：柴香汤（小柴胡汤合香苏散）。

5天后感冒好转。

6月24日六诊：处方柴香汤合桂枝茯苓丸，22剂。

9月5日来诊：月经来小腹坠胀、量多有血块、色不黑，6天干净；血压130/80mmHg，疲倦感重，胃口一般，易醒。

处方：举元煎，7剂。

11月13日来诊：月经两个月来一次、量多没有血块，4天干净；血压140/100mmHg，疲倦感重，休息后会缓解。

患者大出血后血气亏虚，整体态势不宜大补，血压偏高是人体的一个自我调整，不必刻意降压，否则反倒会引起不适。

处方：吴茱萸生姜汤；吴茱萸粉100g，每次3~5g，调丹参注射液贴涌泉穴。

2017年6月25日来诊：患者自我感觉身体无特殊不适，只是劳累不得，休息则会缓解，睡眠好，食欲好。血压120/86mmHg，心率92次/分，大小便正常。

主方：吴茱萸粉250g，每次3~5g调丹参注射液贴涌泉穴；生黄芪每次30g炖食，共15次；神阙、关元、足三里艾灸调理。

10月26日，患者女儿说，妈妈现在两个月来一次月经，无特殊不适。

【体悟】

（1）关于标本缓急问题。绝经期前后妇女经常出现月经紊乱，如果崩漏控制不住，西医会认为子宫已经完成了她的使命而成为鸡肋，往往会建议患者一切了之。而且绝经期前后的妇女经常伴随着很多虚实错杂的症状，同时因为激素水平下降，情绪性格有时也会因此大变。这个患者首诊时，血红蛋白只有 5.3g/L，明显是重度贫血，而且舌下有曲张，胃胀，纳一般，疲倦，同时又心烦，呈现一种虚实夹杂的状态。三黄泻心汤是一张止血的好方，但患者功能下降必须合方四逆汤，变成三黄四逆汤，这就很好地平衡了既要止血又要振奋机体功能这样一对矛盾，再合方黄连解毒汤，此方可解决局部充血、出血的问题，与三黄泻心汤有异曲同工之妙，也符合重复用药、药乃有力的经验。虽然这时候有血不足及瘀血的问题，但急则治标，直取其病，用三黄四逆汤这样一个组合来止血，同时因为其便溏、纳一般，故用理中汤调理肠胃，以期气血生化之源不竭，又避免在急性出血期用当归之类的补血活血药，恐加重出血，这也是急则治标、直取其病的用药思路。

患者血止之后，再逐步给予补血、活血化瘀等后续治疗，即缓则治本。

（2）关于用药剂量的问题。这是个老话题了，笔者也多次在培训课程中反复讲解。其实我们不必过分注重绝对剂量——也就是某味药的剂量大小问题，而是应该注意一张处方当中药物与药物之间的比例问题，也就是相对剂量的问题，因为往往相对剂量才是决定某张处方治疗方向甚至用药疗效的主要方面。这个并不是笔者的个人杜撰，大家随便去看一下仲景的桂枝汤、桂枝加芍药汤、桂枝加附子汤与桂枝附子汤，以及小承气汤、厚朴三物汤与厚朴大黄汤等处方即可以得到一个满意的答案。

（3）如果非要谈绝对剂量的话，我们可以去看一下日本汉方医家的应用经验。说实话，刚开始接触他们的处方剂量时，我心中也是满满的疑惑——剂量这么小，能够解决实际问题吗？可是临床实际效仿应用之后发现——确实有用！特别是对于一些慢性病证，小剂量应用既可以大大减轻患者的胃肠负担，同时亦减轻了他们的经济负担，而随着这两个负担的减轻，患者的心理负担自然也就烟消云散了。我们知道，患者的心理因素往往决定临床治疗效果的绝大部分，所以，如此"减压"的结果所带来的一定是利大于弊甚至可以说是有利无弊。而且还有一个有利方面，就是随着剂量的减小，其药物的偏性、劣性甚至毒性均随之减少，可以达到久服无害的目的。此外，对于长期久病或年龄偏大，更或是素来体质偏弱、过度敏感的患者，以及那些脾胃消化吸收功能较差的患者群体，他们本来连正常的纳食等都较为困难，哪里还有足够强大的消化吸收功能来运转超大剂量的药物去达到疗效呢？所以盲目地认为大剂量就可使疗效快速发挥而完全不顾患者的个体差异一律照搬，那最后的结果就会是欲速则不达，医者的预期也只能是主观臆断式的一厢情愿罢了。

记得曾经读到山西名医朱进忠先生的一些经典案例，其中有一位重度心衰、经西医治疗效果欠佳、近乎生命垂危的患者，朱老用极小剂量的真武汤，附子等药的剂量都只用 0.5g 左右，真武汤之前也有别的医生给患者开过汤药，却服之无效，而按照朱老的剂量配比的这张真武汤原方竟使患者的病情峰回路转。更有意思的是，朱老在为患者治疗期间外出开会，由别的医生接诊该患者，一看此方用之有效，当然是效不更方，只是把剂量扩大了五至十倍，孰知患者服后病情马上急转直下再陷危殆，仍然换回朱老给出的超小量后病情再次得以控制，并逐渐好转乃至康复！这个医案读后令我久久不得其解，"标新立异""故弄玄虚"等词汇塞满了脑子，然而事实永远胜于雄辩，现实总是现实！虽然我当时百思不得其解，心存疑惑，但是该案例却给我留下了很深的印象，在以后的临床中，笔者也效仿朱老的用法，一次又一次的验证表明，这个思路极为正确。比如笔者曾治一位80多岁的艾姓老人，罹肿瘤恶疾，因其年高体瘦无法手术，亦无法胜任放、化疗，只能卧床静待，其女儿多年前因罹膀胱癌经笔者调理两年余得以存活并且康复，至今仍在正常生活、工作，故而较为信任笔者而来电求助。据其没有食欲，头晕懒言，特别是诉说手脚完全没有力气为用方指征，处以补中益气汤原方，黄芪只用6g，其他药味均为1~5g，让其先拿5剂。5剂药服后患者即可以少量进食，10余剂后可以起床，并且亲赴南阳来面诊。笔者仍予原方据证增减药味（当然仍是超小剂量）调理数月，病情一直较为稳定，至今健在。

⑮ 月经延后病案

——激素调经致肥胖，化痰调经起沉疴

周某，女，20岁，身高158cm，体重65kg。2019年2月16日初诊。

主诉：月经延后不至。患者自述月经延后不至，曾服黄体酮5个月后有出血，停药则又反复，并且自觉服药后身体逐渐肥胖，原来体重55kg左右，现在达到65kg；容易发痤疮于后背密布，但无便秘，曾检查激素六项无异常，但其子宫内膜厚度是正常最高值的二倍以上，所以有时月经出血量非常大、有血块；平素容易上火，饮食、睡眠均可，咽喉有黏痰感；按其腹部非常充实但无压痛，下腹部按之不适。

处方（中药颗粒剂，本案以下同）：防风通圣散3g，二陈汤1g，三子养亲汤1g，越鞠丸1g。

2019年3月5日二诊：前方服用后感觉良好，大便变溏，效不更方。

处方：防风通圣散3g，二陈汤1g，越鞠丸0.5g，制南星0.5g，三子养亲汤1g。

2019年4月29日三诊：服用上方后月经已有二至，但是量少而色暗；另诉双膝疼痛，夜间明显。再与调整可也。

处方：越婢加术汤 1.5g，防风通圣散 1g，三子养亲汤 1g，二陈汤 1g，天南星 0.5g，怀牛膝 1g。

2019 年 5 月 19 日四诊：月经延后 1 周未至，下肢仍然疼痛，夜间明显。

处方：防风通圣散 3g，疏经活血汤 2g，怀牛膝 1g。

2019 年 6 月 2 日五诊：下肢痛缓，大便次数仍为每天 1 次，给药采取 5/2 服法（服用 5 天停 2 天）。

处方：防风通圣散 3g，疏经活血汤 1g，薏苡仁 0.5g，黄柏 0.5g，怀牛膝 1g。

2019 年 8 月 4 日六诊：月经一月二至，量可色正，有轻度痛经，但是可以耐受；体重维持在 60kg 左右不再下降了，但是感觉尚可，只是白带多了，色黄质清稀、有轻度异味和瘙痒，余无特殊。

处方：小柴胡汤 1g，五苓散 1g，平胃散 1g，二陈汤 1g，八味带下方 2g。

【体悟】

月经过期不至，西医无非是激素疗法，服用孕酮类药物 7～10 天，停药后产生撤退性出血，这种强制性撤退性出血往往停药后又恢复老样子，而且患者服药后容易出现肥胖，这大概与激素的保水保钠有关。在没有 B 超检查的时代，活血通经的治疗思路可以说占据了大部分医生的处方，或中或不中，中者挟技自矜，不中者或转补血、补肾、疏肝等，不一而足。

现代化的中医对西医学的病理生理也要熟悉，并能用这些知识去认识、理解一个疾病发生发展的过程，这样也有利于与患者沟通。

就这个患者而言，借助 B 超检查，直观而且科学。对于月经延期不至的患者，如果服药一次不来，复诊时我往往会让患者去做 B 超，看看子宫内膜的厚度、有无肌瘤等。不要认为诊脉后就能断言子宫内有几个肌瘤，连肌瘤的尺寸都能报出，这种装神弄鬼的行径是中医界的毒瘤，应该根除。我们中医人，要学古圣先贤，知之为知之，不知为不知，但求其真不求其全，这种踏实的作风，会让你唯疗效是求，医术自然能日日长进。

该患者内膜过厚导致难于脱落，这种情况往往与内分泌紊乱有关。加上患者肥胖而痤疮频发，中医认识是痰湿内阻，就是体内的水分代谢障碍而导致局部组织水肿，其实内膜过厚不也是一种水肿吗？这样来认识后续一系列的用方用药，就明白二陈汤、三子养亲汤及防风通圣散都是针对这一病理状态而设的。而且月经延期不至，用麻黄有兴奋肾上腺素的作用，会调动机体代谢的节奏，进而促进月经来潮。

懂得这样用药就不会把思维局限于活血化瘀通经了。所以不管是防风通圣散，还是越婢加术汤，笔者在选方时都暗含这个思路。这个思路也来源于恩师黄煌的麻黄温经汤，这也是现代中医妙用麻黄的一个典范。当人体的内环境调整好之后，月经的到来就是水到渠成了，这种治疗思路是西医的激素疗法所望尘莫及的。

⑯ 脑梗案

——苦口良药为纠偏，洗心妙方致中和

患者，男性，58 岁。2013 年 7 月 20 日初诊。

体型中等，身高 172cm，体重 70kg。

主诉：右半侧肢体软弱无力、麻木。询其睡眠不佳，食欲一般，二便尚可，舌正，脉搏有力。患者 3 个月前因突觉肢体无力、麻木遂入当地医院就诊，经 CT 确诊为脑梗死（左侧），后经该院行常规治疗 2 周，症状缓解后出院，接服中药治疗 2 月余，自我感觉进展不大，并且药费较为昂贵，所用药物多为全蝎、水蛭、天麻等贵重药材，每个月的治疗费需三四千元。

患者平素性格偏急，加之病后丧失了劳动能力，还要继续花费昂贵药资，因之来诊时满面愁容，神情委顿，观其肤暗皮粗，目呆无光。

我当时就和患者进行了长达半个小时的沟通。我直接切入正题问道：你是否感到自己已经成了个废人而成了家庭的拖累？是否心中充满了对生活的渴望，可又因疾病治疗效果差，而失望乃至绝望？是否心中整天满怀无奈和焦虑，从而导致茶饭无味而睡卧难安？听到我的询问患者就哭了，一个外表刚毅的汉子像个小孩子一般哭了，他的哭让陪诊的儿子感到非常意外。因为在儿子的眼中，父亲是那样的坚强高大，是那样的坚毅果敢。其实很多男人坚韧的外表下往往包裹着一颗柔弱、需要安抚的心。我马上示意他说：你父亲被我说中了心事，他现在需要的就是这样大放悲声，哭出心中的郁闷和压抑，哭去心中的阴霾和苦痛。他此时只需要你给他递上一片薄薄的但却充满温情、温暖的纸巾，就可以让他的情绪得以更加痛快的释放。沟通完毕，我写下了如下处方：

处方一：《古今录验》续命汤加味。生麻黄10g，桂枝15g，杏仁15g，生甘草10g，生石膏30g，干姜10g，党参15g，黄芪30g，当归10g，川芎15g，白芍60g，地龙15g，桃仁10g，红花6g，7剂。早上服，每天1包。

处方二：柴胡15g，黄芩5g，姜半夏30g，党参10g，桂枝10g，肉桂5g，茯苓、神各20g，生龙骨、生牡蛎各30g，制大黄5g，牡丹皮15g，桃仁15g，赤芍15g，栀子15g，淡豆豉15g，干姜5g，红枣20g，7剂。晚上服，每天1包。

我告诉患者：这两张方一张治病，一张调神，服药之后，会让你神清气爽，心情舒畅，纳开寐熟，病情康复不过是时间问题！

8月4日：患者来电话诉，上药服后感觉大好，一切结果均如我所言。其话音中充满了喜悦，感激之情溢于言表。我也和他一样感到高兴。

【体悟】

《古今录验》续命汤是大青龙汤的姊妹方，使用时要注意鉴别。它是在大青龙汤解表清里的基础上，加干姜、川芎、当归、人参等温阳活血、补正养虚之品，使邪气散而正气复。而中风痱（中风邪之意），言语不利、筋骨不用等症，必随汗而解。此乃攻补兼施法，可用于伴有高血压的支气管哮喘，对于颜面神经麻痹及脑软化症亦有较好效果。

续命汤在脑血管病的应用空间还是很大的，不必拘于后世"内风""外风""真中""类中"之争，总以临床见证为依据。如体格素来壮实、不爱出汗之人见半身不遂、知觉麻木、语言涩滞、项背酸痛、痰涎壅盛、面目浮肿、身体不能自收或拘急不得转侧、口干目眵等而属虚实夹杂者，即可使用本方。在疾病早期要慎重使用本方。一般在急性期过后，没有太多的不适，却迁延不愈，麻痹不仁，喜笑无常，纳食减少，气色淡暗，精神不振，就可以本方随证加减，往往疗效要优于他法。另外，本方对于面神经炎后遗症也有良效。

仲景在《金匮要略》里，无一不在示范如何妙用《伤寒论》经方加减来诊治慢性病。如本方用大青龙汤改善脑部血循环，用参归补充血容量，使身体的调理后续有援，而不是一味发散通利，这样的攻补兼施、寒热同投，是大匠诲人以规矩，给予法则，启发我们的思维，而后人如果一味强调原方原量，想来仲圣泉下有知，也必扼腕叹息，"孺子不可教也"。

柴胡加龙牡汤是一张调神的好方，我自编方歌云："小柴去草加茯苓，龙牡铅丹桂黄成，胸满烦惊溲不利，谵语身重转不灵。"小柴胡汤去掉甘草，加茯苓安神，龙骨、牡蛎治惊悸不宁，桂枝治疗虚性上冲，有些患者往往上半身汗出并且恶风，大黄化瘀通便，铅丹有毒去而不用，从而成为一张强壮安神、攻补兼施的良方。

脑梗后遗，突逢变故，一般人往往难于接受，此时调体重要，调神更为紧要，同时要辅于心理疏导。记得我曾写过一副对联。上联：深入交流，为医者非仅会开冷处方；下联：沟通互动，令患者感知尚有热心肠；横批：人非草木。

　　此患者药后有效，难道是我的医术高吗？本人真的并不这么认为，而一个医生面对患者的态度不能不令我们每一个为医者认真思考。

　　我还写过另一副对联。上联：苦口良药为纠偏；下联：洗心妙方致中和；横批：以人为本。这种心理疏导非常符合黄煌老师教导我们的，一定要关注病的"人"。我们用药也不要只注意到某味药或某张方的某种功效，要知道，方和药都是无情的、冰冷的，而运用方药的医者却是有情的、温暖的。为什么黄师说我们医者本身就是一味良药？我想，应该就是指此而言吧！愿与诸同好者共勉之！

⑰ 冠心病合并水肿案

——医之学方焉耳，方之效药能诠

患者，男性，84岁。身高162cm，体重43kg。

冠心病、心功能不全，慢阻肺，肺大泡。血红蛋白108g/L。下肢水肿，纳差，怕冷，下肢皮肤干燥如蛇皮样。舌下静脉瘀斑严重。脉沉。腹诊：凹状腹，营养不良状。

首诊处方：参芪真武汤合桂枝茯苓丸，7剂。

服用第3天，下肢肿消。续服20余剂。病情稳定，但如停药1周，水肿复起。原方续服，同时配合济生肾气丸。

处方解析：治疗一般分成三个层次，即调神、调体、调免疫。神是指精神、情绪，就是喜怒忧思悲恐惊，调神就是调他的心理状态，让他的精神舒缓放松。情志病属于中医的气化病，所谓气化病就是功能性疾病。

中医治疗的病证大部分是功能性疾病，也就是调气化。疾病的初期阶段，一般都是气化病，都是功能性疾病。如果是形质病，就要调体。形质病就是内脏有器质性的病变，如心、脑、肾、肝等都出现了实质性的变化，就是西医所说的器质性病变。对于器质性病变，用调气化、调功能的方法是解决不了的，此时就要调体。

那我们怎么去区分呢？比如真武汤是针对功能性变化的，但是加上参芪之后就可以解决形质病。因为黄芪是对血管、肌肉产生作用，它让血管和肌肉有力地收缩；人参是促进蛋白质合成的，我们知道蛋白质是细胞的原始材料，而细胞的有机组合就是人的机体。所以说加上参芪之后就有效扩大了真武汤的治疗外延，由原来只能治疗功能性疾病，扩展成可以治疗形质病，也就是形体同调，或者说叫神体同调。

对于反复发作的病证还是要想办法改变其器质性的病变，那么肾气丸就是比较好的一个方子。肾气丸和真武汤的区别在哪儿呢？两方都可以解决水液代谢的问题，不同点是肾气丸有地黄、山萸肉、山药、肉桂，这个就有复形（恢复物质基础组织结构）的作用，复形就是恢复他的形体功能，改善他的器质性病变，达到取得长久疗效的目的。

济生肾气丸是在八味肾气丸的基础上加入牛膝和车前子，而牛膝有三个作用：一是能够防止附子、肉桂这些温热的药物热性上冲。火性炎上，凡是温热性的药物容易引起上火，这个也是临床中容易遇到的问题，就是这个人明明是寒证，一看就是虚寒，应该用附子、肉桂、干姜，但用了之后就上火，未见其利，先蒙其害，还没有见到治疗作用，副作用就先出来了。这个时候我们一般会用两个办法，第一就是用寒热搭配，第二就是采取文火慢炖，或者复渣再煎或者是盐水送下，或者第一次煎成的药液不喝只喝第二次的。另外还有一个很好的办法就是加牛膝，牛膝可以引血下行，五味子也有这个作用，比如都气丸，都气丸就是六味地黄丸加上五味子，这其实就是用药的技巧。二是牛膝可以引血下行。牛膝可以改善腹腔和下肢的血液循环，你看我们治疗阳痿、减大肚子和治疗腿疼都用它，解决下腹部的问题也用它，防止温热药物上火同样可以用它。三是牛膝可以补肝肾。上焦心肺，中焦脾胃，下焦肝肾，这个跟西医的解剖概念完全不一样，中医所说的肝指的是它的功能而不是解剖位置，是中医的气化概念，这个一定要搞清楚。

这里有还一个问题要跟大家讲一下，就是我们知道地黄对胃肠道有刺激，有的人胃肠功能弱，大便稀溏，肚子胀气，不想吃饭，舌苔厚腻，或者即使没有这些症状，但是一吃地黄剂就食欲下降，怎么办？我们可以用栝楼瞿麦丸。此方虽然同样有山药、附子，但是还有茯苓、天花粉和瞿麦。这个方子跟八味肾气丸有相同的效果，可以复形质，治疗器质性病变。比如说前列腺炎，甚至前列腺癌、肾癌等肿瘤性疾病。当患者的疾病应该用肾气丸，但又不能用肾气丸，也就是患者的胃不接受肾气丸时，就可以用栝楼瞿麦丸代替，这也是我们临床转方思路的一个亮点，山重水复疑无路的时候，就会有柳暗花明又一村之感。

⑱ 高血压头痛案

——头痛医头，降压对抗终无功；峰回路转，釜底抽薪妙回春

患者，女性，48岁。2008年10月21日初诊。

主诉：自觉头部呈走窜性疼痛3个多月。既往史：发现"高血压病"4年，断续服用降压药如卡托普利等，由于服用卡托普利后出现咳嗽，故停用而改服复方利血平片。其母亲及大姐均患有高血压病。

日前曾因琐事与人发生口角。刻下测BP160/95mmHg，头部呈走窜性疼痛而以入夜为甚，同时伴见心烦不安，胸闷叹息连连，以致夜不成寐，时有耳鸣及脑鸣。另诉有腰腿疼痛之宿疾。察其体型中等偏胖，讲话声调较高，语速快，面红有油光，体格强壮，食欲好而大便偏干，腹部按之充实有抵力及抵抗但无疼痛，自述口苦而干，喜凉饮而饮水不多。按其脉弦长有力，舌红苔厚而稍黄，有口臭。

处方：柴胡加龙骨牡蛎汤、栀子厚朴汤、桂枝茯苓丸合方加减。柴胡10g，黄芩12g，制半夏10g，赤芍、白芍各30g，肉桂5g，怀牛膝30g，栀子12g，厚朴10g，枳壳12g，茯苓20g，牡丹皮10g，桃仁12g，制大黄6g，生龙骨、生牡蛎各12g，姜、枣

为引。3剂。

10月25日二诊：服上方后大便每日2~3次、质稀甚为快，头痛缓解，心烦大定，但仍面红不时有潮热感，另觉饥饿难忍（有嘈杂感），但于就餐时又吃不下，睡眠较前几天舒适一些，但感觉浑身无力。舌红而干，口苦口干而不欲饮水，双目羞明怕光，视物昏糊。测BP145/100mmHg。

转方为柴胡加龙牡汤合三黄泻心汤、黄连解毒汤方：柴胡10g，黄芩15g，半夏6g，赤芍、白芍各20g，党参20g，甘草6g，茯苓12g，肉桂5g，生龙骨、生牡蛎各20g，制大黄6g，怀牛膝40g，栀子12g，黄连6g，黄柏6g，姜、枣为引。3剂。

10月31日三诊：头痛大减，脑鸣亦消失，腰腿痛之宿疾亦觉减轻。患者为此殊感欣慰和鼓舞。此次测BP为140/95mmHg。遂以柴胡加龙牡汤合栀子厚朴汤及桂枝茯苓丸加怀牛膝出入调理月余。

血压稳定，头痛脑鸣未再复发。现为其配制三黄泻心胶囊（每粒0.5g，每次2粒，每日2次），结合西药吲达帕胺片每日1次，每次1片，随访至今，患者病情一直平稳，感觉无不适。

【体悟】

人体实在奇妙，其自身就有平衡纠偏的能力，当失衡状态超过系统的承载能力时就会陷入病理状态。就拿血压来说，西医学对于高血压的机理至今也没有彻底搞清楚，但降压药倒是开发出了五大类。临床中，医生见到高血压就给予降压药的思维已经形成一种本能反应，很少去考虑是原发性的高血压，还是继发性的高血压？是一过性的机体反应，还是长期性的病态表现？笔者母亲有一次患梅尼埃病，因为眩晕而引发血压升高，去门诊就诊时，医生照例给予降压药。殊不知高血压的产生有血管神经因素，这种因为眩晕引发的血压一过性升高，用降压药不但无效，还可能会导致眩晕进一步加重。梅尼埃病的眩晕是耳迷路循环不佳，导致前庭水肿，感受器失衡，升压是人体的一种调节反应，此时若降压会加重循环障碍，不利于眩晕的痊愈。笔者嘱咐母亲不可服用降压药，而给予苓桂术甘汤合泽术汤，5剂过后，眩晕止而血压平。可见，血压升高就用降压药的思维是不可取的，也是草率的。

就像本案例，患者血压的升高，是由于有瘀血，因为血流不畅，人体自我调节升高血压，以期能够满足远端组织的供血之需，这是非常奇妙的平衡机制，若此时用降压药来降低血压，会进一步加重血液循环障碍，由此引发脑部供血不足、缺氧而代谢物质堆积产生疼痛。笔者抓住即时的病理状态，结合体质特征方选柴胡加龙牡汤调节神经系统的紧张状态，栀子厚朴汤清除上焦充血状态，解除腹部压力，桂枝茯苓丸活血化瘀，3剂之后，血压下降而诸症缓解。

二诊因为患者出现了高代谢状态，故选方柴胡加龙牡汤合方三黄泻心汤、黄连解毒汤。热性体质的患者，代谢是旺盛的，血管是充血的，血液是黏稠的，黄连解毒汤与三黄泻心汤是保护心脑血管的好方，这与时下流行的血管保护剂"洋参加三七"是格格不入的。不知从何时起，患者不明药理，不辨体质，一概用"洋参加三七"来保护心脑血管，这是刻舟求剑、缘木求鱼的典型表现。其实高代谢、血黏稠度高的状态，用黄连解毒汤才是正解（关于这点黄煌老师的《黄煌经方使用手册》《中医十大类方》里"黄连解毒汤"的条目下都有详细的描述）。

　　该患者有高血压家族史，体胖壮，罹患高血压之后虽然服药但不规则，每于血压高时即服数日，血压降后又即自行停服（这种情况在百姓中也很普遍），以致血压一直处于失衡之态势。之所以出现初诊时之诸多表现，是因其家务劳碌加之情绪刺激以致阳热上越，冲脑扰心，故而脑鸣寐差，头痛心烦，方选柴胡加龙牡汤合栀子厚朴汤镇静除烦，"胸满烦惊，小便不利，谵语"（见柴胡加龙骨牡蛎汤条文），而桂枝茯苓丸能活血化瘀，与前二方相合，当有参赞协同之效，所谓"重复用药，药乃有力"。首方未用党参者，恐有掣肘之嫌也。果然服后便通痛缓，继以三黄泻心汤及黄连解毒汤跟进，而更辅以党参者，意在灭焰与生津并举。

　　高血压的中医治疗，本书论述虽然寥寥数语，但如果读者能细读而有所领悟，则思过半矣。

⑲ 房颤失眠案

患者，男性，58岁，身高173cm，体重66kg。2018年5月17日初诊。

主诉：房颤，失眠。

病程描述：半年前在走路时突发心跳过速，浑身无力，出汗，到医院检查确诊为房颤，与7年前做主动脉瓣置换术无关，嘱其服用肠溶阿司匹林与养心胶囊。近来发病次数增加，有时几天一次，有时一天几次。其间伴随晚上翻来覆去睡不着觉。

一般情况：失眠，纳可，精神好。体诊：形瘦，脸红，掌红，舌紫暗，苔白且稍燥，咽不红。腹诊：心下无抵抗。脉弦缓。

处方：柴胡桂枝干姜汤加茯苓、五味子（即与苓桂味甘汤合方），方中桂枝、肉桂同用，茯苓可以用至40g。

柴胡15g，桂枝10g，干姜6g，栝楼根15g，黄芩5g，牡蛎20g，甘草10g，茯苓40g，五味子6g，肉桂10g。

6月7日反馈：服药期间房颤短暂发作2次，脸与手掌颜色不是很红了，也有精神了，效果很好。唯失眠改善不明显。现上午9~12点眼涩不想睁，想睡觉但睡不着，晚上睡不踏实。

处方：上方五味子加至10g续服。

我们不是对某一二症状用药，而是调整其整体状态。患者对疗效很满意，没想到效果会这么快！

处方：再加红枣30g，这样等于是柴桂姜汤合方苓桂味甘汤、苓桂枣甘汤。

6月27日患者反馈：所有症状都大有改善。脸、手掌不红了，睡眠也改善了，房颤这段时间没犯。可是前几天出去旅游，出现头痛，咽喉肿痛，不发热，睡眠也不太好了，自行吃了清热的药后，咽喉还痛。

处方：原方去五味子、大枣、肉桂、茯苓，桂枝、干姜各减为5g，黄芩加至12g，生甘草加至15g，再加石膏20g、桔梗10g，续服。

此方先用5剂，观察一下是否好转，再决定治疗方向。

服上方后，患者今有阵咳，咽痒有痰，早上咳黄痰。

处方：再去干姜、桂枝，加苏叶、防风各10g。

【体悟】

心脏有自己的一套电生理系统，心脏的搏动受植物神经的调控，这些都是西医学呈现给我们的微观研究成果。心律与心率的失常，受精神神经因素影响，当然器质性病变所致的心脏失代偿状态也会导致房颤。本案经检查证实非主动脉瓣置换所引发，而且患者的各种体征显示处于一种虚弱的状态，如果心排血量不足，人体的补偿机制会令心率加快，过度时就会出现房颤。解决房颤西药一般选用胺碘酮，更严重者用射频消融术。中医治疗抓住患者的即时矛盾——虚弱而导致的失代偿，选用具有调节神经紧张的柴胡剂，加上有强壮作用、补充血容量不足的柴桂姜汤，再用茯苓补充电解质，五味子强心，苓桂枣甘汤补虚，这样来理解这张方的组合，就不难理解为何能够那么快见效了。其实中医的优势在于方与药，但中医的理论确实也需要与时俱进，我们用西医学的生理病理知识，不是也能很好地阐述中医组方的机理吗？难道非得用阴阳五行来理解与解释才行吗？

或许笔者在阐述选方用药的思路时，读者会感觉很另类，其实呢，曲到高处和自寡，悟到深时谁能知？即所谓真传一句话，假传书万卷。

⑳ 风心病双下肢水肿、心悸气喘案

——五方联用方方是经方，分进合击处处显神奇

患者，女性，75岁，身高155cm，体重59kg，体型中等略胖，虚浮。2013年4月10日初诊。

主诉：双下肢凹陷性水肿，心悸气喘月余。

患者有风心病、糖尿病、脑梗、面瘫、青光眼、糖尿病视网膜病变、类风湿关节炎、膝关节肿胀变形、白内障病史，但血压尚正常。现在每天口服麝香保心丸、稳心颗粒、降血糖药等药物。此次发病月余，曾住院2周治疗，疗效不显而出院，后又经病友介绍一老中医诊治，服中药2周亦无疗效可言。

刻诊：双下肢凹陷性水肿，原来是上午轻而下午重些，近来是一天到晚肿胀不消，动则汗出气喘，咳嗽咯痰黄稠，胸闷隐痛，心悸懒言，寐差多梦，口苦口干欲饮，大便不畅，小便不利，手脚麻木，舌质暗紫苔老，舌下静脉曲张明显，脉沉而有结代，78次/分。最近空腹血糖8.8mmol/L，餐后血糖10.4mmol/L。

处方：葛根30g，黄芩15g，黄连10g，生甘草5g，肉桂5g，茯苓30g，白术30g，瓜蒌30g，姜半夏15g，汉防己20g，生石膏50g，制大黄5g。5剂。

4月17日二诊：药后下肢浮肿消退大半，心悸亦大减，颇适，仍有咳嗽咯痰，但胸闷感明显缓解，胸部隐痛消失，唯诉药后大便次数较前增多，甚至小便时就会有大便出来，故去大黄；因仍觉口干口苦口渴，故上方生石膏加至60g，另加茅根30g、芦根30g，7剂续进。

【体悟】

此案方选葛根芩连汤合小陷胸汤、木防己汤、三黄泻心汤、苓桂术甘汤而去人参，可以说是分进合击，因有复杂之病，故用复合之方，经方之神妙，有如此者。

患者病名繁多，医者不可被病名所惑。糖尿病致口苦口干、高代谢体壮，故选方葛根芩连汤；木防己汤是活血利尿减容、降低心脏后负荷的好方；三黄泻心汤降低高代谢状态，其中的大黄还能活血化瘀；苓桂术甘汤用来调节水液代谢，减少组织水肿。糖尿病的发病有四个阶段——郁、热、虚、损，活血化瘀要始终贯穿于治疗的各个阶段，这个认识与糖尿病的很多并发症是吻合的，所以中医也需要拿来主义。糖代谢紊乱会导致微血管变性，瘀堵而致血管变脆，所以会出现心脑血管病变、眼底病变、糖尿病肾病，血液循环的障碍也会导致关节肿胀疼痛，这些病证看似纷繁复杂，实则其理一也。上面组方，看似轻描淡写，其实方方都是经方，面对复杂之证，用复合之方应对，也是理所当然吧。

21 血压忽高忽低案

患者，男性，47 岁。2011 年 1 月 6 日初诊。

自述近 2 个月以来，无明显诱因出现莫名的恐慌害怕感，夜间噩梦纷纭，心悸易惊，血压忽高忽低，多次在医院及诊所治疗。

前天晚上子时，血压忽升至 170/110mmHg，当时感觉头晕、头痛、恶心，心慌难受，急赴县医院就诊，予卡托普利、复方丹参滴丸口服后症状缓解。

询其既往无高血压病史，但有颈椎病病史。视其体中略胖，面色萎黄乏泽。自觉胸骨剑突部钝痛，胸闷乏力，懒言，无食欲，二便尚可。舌淡微腻，脉象浮大无力而略数。

处方：加味十味温胆汤加减。黄芪 30g，当归 10g，党参 15g，麦冬 15g，五味子 10g（打），陈皮 20g，姜半夏 15g，茯苓 15g，竹茹 10g，枳壳 15g，炙甘草 6g，远志 10g，石菖蒲 12g，鸡内金 10g，砂仁 10g，嘱以姜、枣为引，并停服西药。5 剂。

1 月 11 日二诊：诉服上药 1 剂后矢气多，大便转溏，顿觉松快，近 3 日来多次测量血压一直平稳在 120/80mmHg 左右，只是食欲仍未恢复。察其舌质略红而苔薄，脉象较前有力。上方去石菖蒲，加乌梅15g，仍以姜、枣为引，续进5剂。

1月17日三诊：患者感觉情况大好，血压一直稳定在（120～130）/（80～85）mmHg，食欲转佳，精神亦好，惊慌恐惧之感仍偶有，但程度比较轻微。

原来未服中药之前如果看到电视节目中有诸如暴力、恐怖等画面时即觉心中惊悸不安，近日再看到同样情节的节目已觉得很坦然而无碍了。刻下只是觉得矢气不畅、大便不爽，胸部之疼痛仍有余波。

上方当归减为6g，党参、麦冬各减为10g，另去鸡内金、砂仁，加姜厚朴15g，木香10g，制郁金10g，续服5剂。

1月22日四诊：胸痛已不明显，矢气畅快，大便亦爽，唯大便稀溏而不成形，且近日觉小腹部时有窜痛。

上方去厚朴、木香、砂仁，加山药20g，乌药10g，生益智仁10g（打），甘松9g，炒补骨脂15g，炒小茴香5g，再进5剂，以为善后可也。

【体悟】

（1）该患者首诊时血压高，有明显的精神神经症状，如果用西医思维处理，大多是镇静安神用镇静剂、降压配合用降压药，如此这般，那就是真正的头痛医头、脚痛医脚，沦为俗医了。笔者见过很多精神神经疾病的患者，初起只是睡眠障碍，到西医院看睡眠科，久而久之就会到精神科就诊，最后到精神病院去治疗，服用的药物也是逐步升级，把患者弄得整日昏昏沉沉。

你看到的世界，取决于你用什么样的眼光看，就如同佛经里讲的，凡人眼里的海水，在天人看来是琉璃世界，在恶鬼看来是火焰。诚然！这个病用中医的思维来诊察，就是痰饮病。痰饮多怪证，这类患者主诉中有很多主观的感受，飘忽不定，往往心惊胆战，容易受暗示，有恐高症，怕黑，我甚至见过那种大男人，如果没有妻子陪在一旁睡觉就会心神不定、难于入眠；有白大衣恐惧证，平时血压还正常，见到医生血压就升高；舌苔腻，经常能见到两条唾液线，黄师名之为"半夏舌"。温胆汤就是治疗这类病证的名方。

我以往运用温胆汤，只是把该方视作理气化痰、清胆和胃之剂，虽也取得了一些疗效，但其临床应用或者说选方思路是比较狭隘的，而黄师在"温胆汤，壮胆方"一文中的实例举证及精彩诠释给了我很大启发。文中说："之所以名温胆，是因为本方原治疗胆寒症，所谓胆寒，心惊胆战是也。"这种切合临床的解读使我茅塞顿开。上述病案就是紧紧抓住心惊易恐这个"胆寒"的特性而选用温胆汤为主方化裁治疗，从而收到了不错的疗效。

温胆汤方歌一首：陈夏苓草姜温胆，大枣枳壳竹茹管，虚烦不眠证多端，口苦呕涩惊悸烦。

加减法：①腹胀、咽喉异物感者，合半夏厚朴汤；如兼有柴胡证及腹肌坚紧可以合方八味解郁汤；焦虑及腹胀者，合栀子厚朴汤。②痰热较重，体质胖壮，心下按之有抵抗、比较紧张，腹直肌坚紧，可以合方四逆散与小陷胸汤，名曰四温陷合剂，也是临床常用组合。③精神恍惚、百般无奈而脉不滑、舌不红，偏于虚证，大便干者可合酸枣仁汤。④胸闷烦躁、失眠、心律快者，加黄连，名黄连温胆汤。⑤嗜睡、脉缓、乏力者，加麻黄。⑥头痛、眩晕、抽动者，加天麻。⑦肌肉痉挛、抽搐者，加全蝎、蜈蚣。⑧临床也常合方柴胡加龙牡汤（体质偏壮实如大便偏干，腹肌硬或有抵抗、压痛者）或者抑肝散（整体体质偏弱，腹肌只有左胁或季胁部紧张感但一般并无压痛，且或伴有便溏、脉与腹诊偏无力者）。

（2）本案所用处方并非温胆汤原方，而是效仿山西名医朱进忠先生的经验加减方——加味十味温胆汤。忆得当年读朱先生医案时，初见此方，我颇不以为然，觉得有些杂乱纷繁，然而随着一例又一例精彩医案的呈现，令我对此方产生了极大的兴趣。我读书时喜欢归纳整理，比如在读朱先生的医案时，我就整理出他比较常用的处方二十几张，这二十几张方在他的医案中出现的频率相当高，而且疗效也好。同时我个人有个特点或者说是习惯，就是读到好的医案马上就拿到临床上来实践，做个验证，看看是不是真的那么实用。我们每天都在基层临床工作，只恨所学太少而不够用。朱先生的加味十味温胆汤，我就通过多次、反复的实践观察，发现其确实疗效斐然，本案就是其中之一。印象较深的还有一例，那是在山东栖霞坐诊时，曾遇到一名60余岁的老年女性患者，具体身高、体重记不清了（当时由于患者较多又缺乏助手，很多医案没有整理，殊为可惜），只是记得她面色黄暗，身材微胖，腹部松软，主诉是血压偏高或时高时平，头晕心悸、失眠多梦、汗多疲劳、肢体麻木多年，去医院检查病名一大堆，什么神经衰弱、脑供血不足、心肌缺血、慢性胃炎等等，经中西医久治不效，对治疗几乎失去了信心。患者主诉繁多，脉、腹无力，认为其为身体功能减退（所谓气虚），同时失眠多梦、头晕汗多乃为上部充血（火热上冲）兴奋，饮食尚可，但大便时干时溏，活动后乏力、心悸较为明显，舌质偏红而舌体胖大，根据以上表现，我认为其病理生理状态较为复杂，绝非单线方案可以解决（这也正是我在实际临床当中总是会用到很多复合处方的原因所在，也可以明白孙思邈、李东垣、龚廷贤等历代临床大家总是使用大方、复方的原因了，并不是他们不懂或没有认真学习过张仲景的学问，也不是他们非要标新立异去用这些大方、复方，而是他们身处临床实际，面对较为复杂的病情和充满期待眼神的患者时，不得不运用多线思维，整体判断、综合治疗，方可达到预期的疗效），而马上闪现在我脑中的就是这张加味十味温胆汤！如果把患者的头晕、失眠、心悸、多汗理解为桂枝证，但人比较胖、肌肉松软、舌胖而舌质偏红，桂枝是不适合使用的（桂枝适用于人偏瘦而肤白细腻，舌质偏暗而不红），所以很多时候我们不能仅凭症状表现就去选方用药，要学会利用较为客观的临床体征找到选方用药的依据，去鉴别、去比较、去排除、去筛选，方可去伪存真，得到切实可靠的实际证据，再给出针对性的方药，才能达到我们的治疗目的。那患者是不是柴胡加龙骨牡蛎汤证呢？因为其疲劳、失眠、乏力，有似于"一身尽重、胸满烦惊"的方证表述，但柴胡证一般患者肌肉较为紧张，性格较为内向或沉郁，腹肌充实有力或有压痛，特别右胁下抵抗较为明显，但本患者并不具备这些表现，所以该方也不适合。加味十味温胆汤既包含增强机体功能（补益气血）的当归补血汤，同时又有补充物质基础（养阴增液）的生脉饮，更有安定神经的温胆汤，而且该方并非一味镇静，其所含的安神定志丸的主干药物——人参、茯苓、菖蒲、远志等乃是精神神经调节剂，人参可以促进机体蛋白质合成，茯苓可以补充电解质并调节大脑神经细胞的水与电解质的平衡，菖蒲、远志乃传统中医所谓的开窍剂，其实等同于兴奋剂，这样处理极为符合人体生理功能。机体的功能活动无论是什么系统或形式，概括起来不外乎两点，那就是兴奋和抑制，如果我们一看到患者表现为兴奋只是一味地予以镇静，就会陷于西医学经常犯的一个治疗误区，那就是对抗疗法，其结果只能是一败涂地。而我们的先辈们经过无数次的人体实验和经验总结，发明和创造了无数极具智慧的精彩方药，比如千古名方酸枣仁汤，在酸枣仁、知母的镇静及茯苓、甘草的安抚强壮之中加入一味川芎，既可"上行头面"使药力达到效应器官，同时又静中寓动而并非一味镇静。近贤章次公先生对此极为欣赏并大力提倡，他的医案当中常常用附子、茯苓、半夏、枣仁而配伍一味川芎，并深有体会地说，加入川芎后乃使镇静安神之疗效大增。再看传世名方孔圣枕中丹，在龙骨、龟板镇静安神药中加入菖蒲、远志二味兴奋剂，其真实意图在于调节而并非一味地镇静、对抗，将之验于实际临床，疗效特别是远期疗效极为稳定。

该患者服加味十味温胆汤 6 剂（当时我是一周去坐诊一次）疗效立见，守方续服 4 周余，数年之疾得以康复。

㉒ 失眠 5 年治愈案

——药对症，喝口汤；不对症，用船装

患者，男性，46 岁。2009 年 5 月 27 日初诊。

主诉：失眠 5 年。

既往史：患者有高血压、高脂血症及脂肪肝病史多年，每天服用多种西药控制（具体药物不详）。因心脏瓣膜狭窄去年在某医院行心脏支架手术，术后失眠更为严重。每晚睡眠不足 5 个小时，曾服用多虑平及安定等药，虽然服后能够强制入寐，但次日感觉头脑昏沉乏力，精神不振。因其担任干部一职，工作繁忙，如此困倦不堪，无法进行正常工作，所以一直想用中药治疗，但是连更数医，服药达百余剂之多，却无疗效可言。

患者来诊时向我出示了一张他近日所吃的中药方子，据说是一位老中医所开，其方为四物汤加龙骨、牡蛎、柏子仁、远志、百合、夜交藤、合欢皮、五味子等，他连续服了近 30 剂，还有 5 剂未服。因一病友力荐，故来延余诊视。

刻下：夜间仍难以入睡，且多梦易醒，醒后即不能再行入睡。察其体型中等略胖，精神一般。夜间焦虑不安，平时刷牙时恶心，恐高但不晕车晕船，腹部无按压痛及不适，饮食、二便可，口苦，舌苔薄白而干。现在口服尼福达、洛汀新、脂必妥等西药。

近日又因轻微感冒而咽痒咳嗽，自服抗感冒冲剂及止咳糖浆数日无效。

处方：温胆汤合栀子厚朴汤加味。陈皮 12g，姜半夏 20g，茯苓 20g，竹茹 10g，枳壳 12g，甘草 6g，栀子 12g，厚朴 10g，川芎 10g，丹参 12g，苏梗 10g，桔梗 10g，生麻黄 3g，生石膏 12g，姜、枣为引。5 剂。

5 月 31 日二诊：患者诉上药服 1 剂，当晚 10 点左右即安然入睡，次日晨 5 点许醒来后又重新入睡，直至 7 点半才起床，4 天来每晚如此，且心烦若失。而且早上醒来后依然不想起床，还愿意在床上逗留时许。忆以前则于醒后心烦莫名，不愿在床上多待分秒。但其咳嗽则丝毫未减。

遂令其停服洛汀新，并于上方去麻黄、石膏，且重用茯苓、半夏各为 30g，10 剂。

6 月 11 日三诊：每晚睡眠可达 6~8 小时，已渐趋正常，但感觉入睡较难，睡后一切安适，夜半醒后亦能再行入睡。处以原方减量 10 剂，嘱隔日 1 剂，可缓缓停药。

后以本方合柴胡加龙牡汤 5 剂，粉碎为粗末，每日 20g，令其煮散，以调理体质。

【体悟】

每种病如同一把锁，我坚信必有一把钥匙能解开它。无奈在寻找这把钥匙的过程中，每个患者都有各自的因缘，有时因为医生学艺不精，有时因为患者不能坚持，频频更换医生而功败垂成。本案的患者可谓依从性不错，但遗憾的是前医的治疗思路不对，即使服了百余剂药物也无寸效，致失眠 5 年而焦虑不安。每个医生都是戴着"有色眼镜"在看患者，医生的治疗有效无效，取决于"有色眼镜"是否如实反映患者的病理生理态势，以及医生预装的治疗体系中的方药是否是该病证的的对之方。这就是中医的所谓经验医学，因为经历过、验证过，这些方对这些证，千锤百炼，"百炼钢化为绕指柔"，我们还需要自创武功吗？除非是"礼失而求诸野"。

这个患者久患失眠，且又屡治无效，当时抱着试试看的侥幸而又焦灼的心情溢于言表。一进诊室，我看到他服装笔挺，神情专注，按方－病－人的医学思维体系，我在心中已经判定其为"柴胡体质"倾向，加上他恐高，刷牙容易恶心，又有高脂血症，又有"半夏体质"的特点，综合看来是属于"柴胡与半夏的复合体质"。因为半夏体质的特点尤为突出，我直言断定他每于晚上睡觉时会不由自主地感到紧张或者说一种恐惧，害怕睡不着觉，而正是因为这种害怕造成精神进一步紧张而导致入睡困难。正是由于这种充分的沟通才让我得到了患者的认可和信任。

可以说，黄师的方－病－人体系是中医发展道路上的一盏明灯，他只是轻轻地说："我来了，我在这。"听者或有所悟，或言下大悟，那就看个人的修行了。

㉓ 顽固性失眠病案 1

——胃不和则卧不安，对病对体两相宜

饶某，女，63岁。2013年3月30日初诊。

主诉：患顽固性失眠多年，时好时坏。本次从春节前开始一直难以入睡，在某中医院治疗3个月无明显疗效，仍需要服用安眠西药才可勉强入睡，后听一好友介绍来求余诊。

查其体中偏瘦。有糖尿病史多年，一直服用降糖药物控制尚可。口苦、入睡难而且眠浅易醒，每晚睡眠时间不足3个小时，大眼睛双眼皮，多疑敏感，讲话时表情丰富，语速略快。舌尖略红，舌质暗，舌下静脉曲张明显。

处方：柴胡15g，黄芩10g，姜半夏30g，茯苓30g，陈皮15g，竹茹10g，枳壳15g，生甘草5g，黄连5g，肉桂5g。10剂。

2013年4月6日二诊（当时患者的药尚未服完，因次日家中有事，要去外地，怕耽误服药，所以提前来诊）：患者诉服上药3天，睡眠即获明显改善，每晚可自然睡眠达五六个小时，心中甚喜，感激之情溢于言表，但诉近来每有泛酸嘈杂，胃部偶有饱痛，而且食后腹胀明显，要求予以兼顾，余处以联合方组。

处方一：仍予原方5剂。

处方二：姜半夏 20g，黄芩 10g，黄连 5g，干姜 5g，生甘草 5g，党参 10g，肉桂 3g，红枣 15g，栀子 15g，枳壳 15g，厚朴 15g。5 剂。

二方分早晚轮服。

2013 年 4 月 20 日三诊：睡眠继续好转，胃部之嘈杂感亦失，但仍时有隐痛，处方一不变 5 剂，处方二去栀子、厚朴，加柴胡 12g，白芍 20g，即四逆散合半夏泻心汤，5 剂。

患者电话告知服药后诸症除，感觉甚好。

【体悟】

中医认为健康的几大标准是吃得下、拉得出、睡得香，如果是女性再加一个月经正常。其实中医关注的永远是人，关心的是人的生活品质，是人的主观感受，这与西医只关注指标数据是有天壤之别的。如果指标正常了，西医就认为痊愈了，可是往往有些人数据样样正常，但还是这不舒服那不舒服。当然现代化的中医不唯指标论，但也不会只做鸵鸟，对于数据完全不理睬，现代化中医是拿来主义者、实用主义者，会把指标拿来作为一个参考。

就如本案，中医经典里讲"胃不和则卧不安"，这只是如实地记载了一个事实，但千百年来一直指引后世无数学者，在临床治疗中会把睡眠与消化道疾病的因果联系起来。其实近年来西医的研究也揭示消化道的很多疾病与免疫、精神神经系统疾病是有因果关系的，可惜西医对于很多疾病没有太多好的治疗办法，只一味地镇静。相比之下，中医的治疗思路和方案经常是妙着频出。

㉔ 顽固性失眠病案 2

——效不更方久服建功，滴水石穿古训真彰

患者男，50 岁。2019 年 2 月 21 日初诊。

患者长期饮酒，经常失眠，饮酒后连续几个晚上都彻夜难眠，大便偏稀，黏滞不爽；容易上火。自己经常服用龙胆泻肝丸、黄连上清丸，却没有明显效果，失眠严重。

处方（中药颗粒剂，下同）：葛根芩连汤 2g，温胆汤 3g，龙骨、牡蛎各 0.5g。

服用后失眠改善而未继续服药，自行停药。

2019 年 3 月 5 日二诊：初诊后睡眠改善很多，但是口干欲饮，口中有热感且有口气。

处方：葛根芩连汤 2g，温胆汤 3g，甘露饮 1g。

2019 年 9 月 6 日三诊：上次服药距离现在已经间隔半年，二诊方服用有效却中间停药，目前又出现失眠，咽痛稍红。

处方：葛根芩连汤 2g，栀子豉汤 1g，温胆汤 2g，桔梗汤 1g。

2019 年 9 月 20 日四诊：失眠，心下痞闷不适，大便次频，咽中不利。

处方：半夏厚朴汤 2g，竹茹温胆汤 3g，柴胡 0.5g，黄芩 0.5g。

2019 年 11 月 4 日五诊：头痛，身痛，恶寒，鼻塞，咽痛。

处方：唐氏荆防败毒散 1g，生石膏 1g，葛根汤 1g，小柴胡汤 1.5g，银翘散 1.5g。

2019 年 11 月 20 日六诊：咽痒已无，睡眠也改善，但是咽中仍有干痛，停药数日，睡眠质量又差。

处方：葛根芩连汤 1g，温胆汤 2g，桔梗汤 1g，玄参 1g，知母 1g。

2020 年 1 月 12 日七诊：饮酒后失眠。

处方：温胆汤 2g，葛根芩连汤 1g，栀子豉汤 1g，茵陈五苓散 2g。

2020 年 2 月 19 日八诊：失眠伴发荨麻疹。

处方：葛根芩连汤 1.5g，温胆汤 2g，甘露消毒丹 1.5g，消风散 1g。

【体悟】

患者每次服药均有效果，但是却自行停药导致效果不能持续；七诊和八诊每次连续服用 1 个月的中药治疗后效果明显，没有上火的表现，失眠已经基本痊愈。此案例告诉我们医生临床诊病在方证对应的前提下必须守方，不能随意变更，同时要与患者进行良好的沟通，让其明确疗程足够是取效的保证。

酒客便溏，实证用葛根芩连汤，偏虚用葛花解醒汤，此乃针对体质用药。温胆汤对于酒客痰湿内壅导致失眠乃对之方。栀子豉汤对于"气火"导致的失眠效佳。慢性病用这种组合方治疗，可以兼顾方方面面，中正平和，坚持治疗，久久见功矣。

㉕ 阴部包块案

——免除包块手术苦，妙化干戈为玉帛

患者，女，34岁，身高156cm，体重49kg。2018年7月2日初诊。

主诉：阴道与肛门之间有一包块伴胀痛。起初以为痔疮发作，一摸痔疮地方不痛，而是在肛门及阴道之间有一小鸡蛋大肿物，不红，按上去痛。精神面貌可，平时吃不得生冷食物，大小便可，睡眠经常做梦。月经两个月未来，平时经常推后。体诊：①皮肤色泽白；②舌淡苔白；③咽不红；④腹诊无压痛；⑤脉律可；⑥舌淡苔薄白。

处方：葛根汤合桂枝茯苓丸加薏苡仁、附子、怀牛膝、莪术。

葛根24g，麻黄5g，桂枝10g，白芍10g，炙甘草6g，生姜10g，大枣15g，茯苓15g，牡丹皮15g，桃仁15g，薏苡仁30g，制附子6g，怀牛膝15g，莪术10g。

2018年7月15日反馈：服用12剂中药后，肿块完全不痛了，但肿块不消，质地硬，有小鸡蛋大小。服药第5剂时来月经，行经6天干净，量可，色深红。医院诊为巴氏囊肿，建议手术切除，患者问我若服用中药可以消掉吗？我说可以尝试一下。

处方：上方去附子、薏苡仁，加水蛭5g、三棱10g、白芥子10g、鳖甲18g。20剂。

2018年11月13日反馈：患者自述吃完30剂中药后，隔1个多月后，肿块自然就消了。本来这个病在医院是必须做手术的，感谢笔者让其省了一大笔钱又免除了痛苦。

【体悟】

桂枝茯苓丸是化癥瘕积聚的活血化瘀方，调气、调血、调水；薏苡仁有解凝作用，怀牛膝、莪术为增效剂，这些容易理解。此处用葛根汤的思路是什么？想必不少读者一头雾水。葛根汤就是桂枝汤加葛根、麻黄。桂枝汤促进血液循环，麻黄激动肾上腺素，传统中医讲麻黄破癥瘕积聚。葛根是天然雌激素，此处葛根汤是针对月经两月未来，起通经增代谢作用，因为肿块的产生与代谢减慢、气血凝滞有关。同时加附子强壮体质。这样的思维初看很另类，实则很管用。何况患者咽喉不充血，没有桂枝剂的禁忌证。

㉖ 胯部皮肤灼痛案

——见微知著预后转，量体裁衣中病止

患者，男性，74 岁。2011 年 6 月 23 日初诊。

自述右侧胯部皮肤灼痛数日，以手抚之，局部有热感，但并未见到皮疹。这种情况据经验来看当为带状疱疹之前驱症状，昨日来诊即以此言相告，可观其表情，颇不以为然，坚持自购风湿膏一张外敷局部。当时余预言：如果我诊断不错的话，其痛即当加重。

昨晚患者贴膏药后，果如所料，即刻灼痛难忍，所以今日复来商治于余。视其体型虽中等偏瘦，但平素身体十分健康硬朗；询其口苦而便干，再按其腹，心下压痛明显，舌质坚老而苔厚干，心烦不安。余遂处以大柴胡汤合栀子厚朴汤、芍药甘草汤、升降散加减。

处方：柴胡 20g，黄芩 10g，制半夏 12g，赤芍、白芍各 15g，枳壳 15g，生甘草 5g，制大黄 6g，炙僵蚕、蝉蜕各 9g，姜黄 6g，连翘 30g，栀子 12g，炒川楝子 12g，炒水红花子 12g，嘱以生姜、红枣为引（自备）。2 剂。

药后其痛如失而愈，不复诊矣。

【体悟】

（1）升降散是一张治疗温病的好方。我是通过学习张文选先生所著的《温病辨证与杂病辩治》而认识这张方的。这张方使用范围很广，主要抓手是心烦急躁、夜寐不安、心中愦愦然、舌红起刺。杂病火郁三焦，或火或痰或瘀阻滞经脉见升降散证者可用本方。

从临床实际考察，本方方证：在外感病，主要为发热、烦躁、大便燥结等气分火热者。在杂病中，一是火郁证，见心烦急躁、易怒、失眠、夜寐不安、口苦咽干、便干尿赤、舌红起赤或舌赤苔黄、脉弦数者；二是热瘀互结，经络不通证，见关节、肌肉疼痛，活动不利者。

所以升降散证的基本病理状态是火、痰、瘀导致的上中下部位的气机不畅。我自编方歌："升降蚕蝉大姜黄，火郁痰瘀三焦缠，舌红起赤心烦躁，夜寐不安愦愦然。"

在一些重大疾病中如果出现升降散证，都可以使用本方，以疏通气机，使疾病有转机，往往可以收到预想不到的疗效。

本病案的带状疱疹为病毒感染，属于温病类，与升降散主治的疾病谱颇为吻合。患者舌头坚老，烦躁不安，局部有灼热感、疼痛，其热象、瘀血与升降散指征吻合。僵蚕、蝉蜕祛风解痉、散风热、宣肺气，宣阳中之清阳；大黄、姜黄荡积行瘀、清邪热、解温毒，降阴中之浊阴，是的对之方药。

带状疱疹，偏于一侧，疾病往往缠绵，可视为柴胡证、柴胡带，柴胡剂能调节免疫系统，疏通淋巴回流，是为不二之选。患者虽不胖壮，但身体硬朗而舌老便干，心下有压痛，没有大柴胡汤的禁忌证，况且温病治疗常讲下不厌早，故可以合方大柴胡汤。

（2）用经方通常有三个抓手，即体质、疾病谱和方证。黄煌老师常说：方证是用经方的证据。我的体会是用方的证据也有主要和次要之分别。比如用大柴胡汤，不一定就非得是颈短、肩宽而体胖的国字脸，黄师在例举这些常见的用方特征时常用到一个词——"多见于"，而并没有说见于所有的或用本方时必须以此见证为基准，一如病机十九条中的"诸""皆"之谓。我们后学切不可拘泥而刻舟求剑，否则必当作茧自缚。我们既要知道其常规，更要了解其变化；既要懂得规矩，又不可囿于规矩。这也正是干祖望先生所说的"固定安排，灵活运用"。

此案中我之所以用大柴胡汤为主方，主要是抓住"心下按之硬痛、舌老便干"的主症，再结合患者素来体健硬朗。因无腹满，故弃厚朴；加用连翘，因其可去结热，且与方中栀子、黄芩相合即成黄师除烦汤之骨干；与升降散合用加水红花子，乃是根据张文选先生学习赵绍琴老运用升降散的经验；用柴胡、黄芩、川楝子升降清散，疏达少阳郁热。诸味配伍有相辅与协同之妙。这种多途径、多渠道用药而共同达到一个目的的方法，经过临床验证确实有效，值得借鉴和学习。

㉗ 皮肤丘疹瘙痒案

——抗敏治疗一叶障目，调整体质总览泰山

患者，女性，23岁。2011年6月25日初诊。

自述近1个月全身泛发红色粟状丘疹，瘙痒无度，始延西医诊治，予抗过敏药诸如扑尔敏、赛庚啶、比特力、开瑞坦等，每每见效后旋即复发。也曾在本县某中医处服中药2周无效，无奈只好就诊于余。

视其体型中等偏瘦，肤白唇红，口苦口渴，但不能进食冷饮，否则腹泻即作；经期提前而素有痛经，经间期出血，但均不太严重。按其小腹压痛明显。拟柴胡桂枝干姜汤合桂枝茯苓丸加石膏、连翘方。

处方：柴胡12g，桂枝10g，干姜6g，黄芩15g，天花粉20g，生牡蛎30g，桃仁12g，牡丹皮12g，赤芍12g，荆芥、防风各12g，生石膏30g，连翘30g。5剂。

嘱以姜、枣为引。

药后即愈，转他方继续调治其痛经及经间期出血。

【体悟】

患者体中偏瘦，瘙痒反复发作可看作是往来寒热证的延伸；面白唇红乃伏热体质的黄芩证，加之口苦口渴而不能吃冷饮，否则即作腹泻，说明其为肝胆有热（神经功能较为亢奋）而脾胃虚寒（消化吸收功能较为低下）的上热下寒证；有痛经及经间期出血史则提示其内有瘀血，而小腹部的明显压痛则可与此相佐证，故而合方桂枝茯苓丸。没想到一诊即愈，这是与患者年轻而恢复能力较强也有关系。

这里还想和大家谈一谈关于黄师的"方－病－人"诊疗思维体系的话题。黄师提出了方人、药人学说，是为了我们后学在临床当中易于掌握和上手，一如传统的八纲一样。但临床上各种情况每每兼夹出现，切不可陷于其中而拘泥固执。方人、药人学说带给我们的应该是一个临床选方用药方向性切入点的思路，而不应当将之视作一种固定的程序，或将之拘泥化、教条化地作为一种套路。如有的学友就总是纠结在体质上面，每看一个病就总要想一想此人是什么体质，甚至只凭脸形就直接开方，这样做初看之似乎没有什么不对，但细思之却有值得商榷的地方。殊不知体质在临床上大多数都是兼夹而绝少有单纯性的，这样一来有的时候会令我们感到很迷惘。比如临床上最为常见的就是柴胡体质与半夏体质相兼，孰主孰次呢？

如果我们总将柴胡方与半夏方合在一起用，其可操作性是值得怀疑的，而且其疗效亦是不尽人意的，这样做是过于片面的。前人说："望以目察，闻以耳占，问以言审，切以指参，明斯诊道，识病根源，能合色脉，可以万全。"

本人浅见，四诊应该是并行的，并无高低优劣之别，我们不要只突出其中一项诊法，换句话说，四诊之要在于一个"合"字。试想大力提倡"削尽冗繁留清瘦"的黄师为什么要提出"方－病－人"的"三"角而不是"一"角呢？说到底，仍应该是一个"合"字。如果我们太过注重这三角之中的某一个角，那么这种选方用药即使中的也是偶然。黄师所说的有时从人测方，即看体质可否符合某一类方，再从方测病，即再看这类方所适用的现代疾病谱是否与之相合。有时还要从病测方，即从疾病谱作为选方的切入点，如甲状腺疾病等自身免疫性病即首先考虑用柴归汤等柴胡剂，再从方测人，即该类方的适应证是否可以在当下的这位患者身上找到对应点，如果可以找到的话，那么我们选用该方就不仅有效，而且是安全的了。

那么如何解决这种临床上较为常见的兼夹体质的辨证选方问题呢？我也曾颇为困惑，曾有幸在江城向黄波师兄学习求教，师兄言："主要是看患者来是想解决什么问题？比如一个痰湿热兼夹体质的女性：她如果来是想解决白带，那你就可以选用猪苓散合栀子柏皮汤、六一散以清热利湿，其带即可获安；如果她是来解决失眠的问题，则可相机选用黄连温胆汤合栀子厚朴汤或八味除烦汤与之；如果是想来解决胃肠道炎症的问题，则可以考虑选用半夏泻心汤等。"

真是一席话惊醒梦中人，从这里我们如果还不能举一反三的话，那还怎么能够企盼做一个合格的中医呢？所谓"大匠诲人，与人规矩而不能使人巧"，此也！

多年痤疮久治不愈案

——人非草木孰能无情，治病求本莫忘调神

患者，女性，25岁。体型中等偏瘦，面暗黄，惟痤疮逾3年，遍施诸法，一无疗效，其痘体凹陷硬结，窦道瘢痕明显，面无表情，目光专注。

自诉有强迫倾向，常常为某问题而苦思冥想不得其解，夜间辗转反侧，难以入睡。多思而讷言，饮食及二便尚可。按其腹肌紧张，下肢皮肤干燥。

处方：柴胡加龙骨牡蛎汤2g，桂枝茯苓丸2g，一天2次，每次以开水80至100mL泡服，予1个月量。

1个月后，患者自诉感觉情绪活跃，入睡转快，同学、朋友及家人均感觉其肤色明显转"亮"了。但痘印尚无改观，自己主动要求上方2个月量续服。

【体悟】

皮肤是人体面积最大的排泄组织，当我们内在器官代谢障碍时往往会表现在皮肤上，这就是所谓的"有诸内必形诸外"。皮肤病的治疗思路无非是清热、祛风、祛湿、活血、调气、调神、强壮，或者攻下。面对年轻女性的痤疮，治疗思路往往容易陷入清热解毒、发散祛风的思维定式中，而忽视调神在其中的重要作用。本案用的柴胡加龙骨牡蛎汤就是一张调神方。患者体瘦肤黄，目光专注，表情淡漠，讷言而寐差，柴胡体质甚明；痘体凹陷硬结，窦道、瘢痕明显，下肢皮肤干燥，加之久病，瘀血证无疑。

故最后我的处方思路就是调神调体兼用，从服药后的疗效看，医患双方还是颇感欣慰的。需要特别提出的是，当时诊病我对患者进行了将近1个小时的心理疏导，从而令"病工相合"，这也是不可轻视的环节！

㉙ 急性荨麻疹全身瘙痒案

——发散清热调血水，随证加减有依据

患者，男性，26 岁。2013 年 3 月 30 日初诊。

因全身泛发荨麻疹、瘙痒无度 2 周余，在某中医院治疗无效而来诊。

患者体型中等偏瘦，瘙痒夜甚，搔抓后有少许渗液。精神、饮食及二便均正常。

处方：羌活 12g，防风 12g，苍术 12g，生甘草 6g，当归 6g，赤芍 15g，川芎 12g，生地 12g，猪苓 15g，泽泻 20g，栀子 10g，黄柏 6g，滑石 18g，生麻黄 5g，生石膏 30g，7 剂。

4 月 8 日二诊：药后泛发性皮疹几已消尽，现在只在阴茎部位尚余少许，瘙痒程度亦大为减轻。

患者初诊时由于感觉瘙痒特别严重，自己购买了一瓶扑尔敏片准备晚上服用以求暂时止痒，但当晚服用中药后即觉痒感有所缓解、能够忍受，所以就坚持没服。

药既有效，故可不予更动。只于上方去麻黄、石膏，加独活 9g、薏苡仁 30g、通草 6g，续服 7 剂以为巩固。药后愈。

【体悟】

此病本属小疾，用药亦无奇特之处。但我想说的有以下几点：

（1）虽为毫末之疾，何以在某中医皮肤专科治疗2周寸效未立？原来是用药驳杂惹的祸。从患者口中得知，该医院所用的不但有中草药，还有西药及外用药，这样中西并进且内外兼治，其结果却差强人意，个中教训值得我们医生深思！

（2）我写出这张处方时本属无意，立意是学习高建忠先生的四味羌活汤合四物汤法，但据证加味之后发现其中应该还包含越婢汤、栀子柏皮汤、六一散在内。这说明一旦我们开阔了用方思路，即可达殊途同归之妙境。

（3）现在我的门诊处方99%都是用经方，可为什么这个案例我却没有用纯经方呢？这是一位跟诊的同道看到我这张处方时向我提出的问题。其实在我的心目当中，完全没有什么派别的概念，我也从来没有说自己是什么经方派，我之所以会在门诊当中开出这么高频率的经方，只能说是"有是证而用是方"。其中的道理也很浅显：我们面前明明放着现成的梯子干吗不去使用，而非得再重新去造梯子呢？

这就是古人所谓的"有路不越野"者。患者就诊是要我们医者为他解决实际问题的，在他们的心目中根本不会有什么中药西药之分、经方时方之别，只要是能够解决实际问题的就是好方好药。

我本人也认为，不管什么方，服后有效的就是好方！

㉚ 青年女性痤疮6年久治不愈案

————形诸外必求诸内，分主次桴鼓相应

患者，女性，28岁，身高164cm，体重51kg。2014年7月10日初诊。

主诉：患痤疮6年余。长期服用各种中、西药物治疗效果不佳，并且病情愈来愈重，现在可以用"面目全非"来形容。面部痤疮密布有脓头且有痒痛之感，面部容易出油而下肢却偏干燥，因长期服药治疗无效致夜寐不安，多梦眠浅。

食欲不佳而时有泛酸、胃痛，平素便溏次频，饮食稍不注意即腹泻，日可达五六次之多。夏天怕热而冬天怕冷。因是外地患者（河南南阳人，现在武汉打工，由我之前在武汉治疗的一位患者介绍而电话求诊），故无舌、脉详情。

处方（中药颗粒剂）：半夏泻心汤3g，清上防风汤1g，薏苡仁1g，早上服；乌梅丸3g，清上防风汤1g，薏苡仁1g，晚上服。30剂。

每次总药量5g，每日早晚2次饭后开水60mL许冲服。5/2服法，即服5天停2天。

8月29日复诊：电话中传来患者喜悦激动的声音，告诉我，服了上次开的药后，痤疮已消失殆尽，痒痛感亦无，现只余下巴部位尚有少许残留。同时患者问是否需要继续巩固服药？言语中一方面高兴，另一方面还流露出担心停药后会复发。

余询其胃痛、腹泻，还有睡眠的情况，患者高兴地回答现在胃口很好，胃痛月余来只有一次，并且极其轻微，最为明显的还是大便现在是每天一次定时排便，虽仍然不太成形，但比之从前大有改善。

余遂处以原方，再予30剂巩固可矣。

【体悟】

清上防风汤乃治疗痤疮之常用处方，余屡用之有确切疗效；加用薏苡仁有增效之功；而半夏泻心汤与乌梅丸之选实根据其个体实际情况及其胃肠道之兼症。如此一方对病，一方调体，且变通运用了门纯德先生的联合方组，分早晚分服，据其药后的反馈，患者对疗效还是满意的。

考清上防风汤方出自明代名医龚廷贤之《万病回春·面病门》，原治"头面生疮疖，风热之毒"。矢数道明先生将之收录于他的《临床应用汉方处方解说》一书中，谓本方具有清解发散上焦之功，尤治颜面郁滞之热，故用于强壮青年男子之面疱……体壮、颜面色赤之女子，发疹充血而红者。矢数先生常于方中加一味薏苡仁用于治疗面疱，谓之"佳"；如果同时伴见便秘者亦可加大黄少许。本方之药物组成由发散剂与清热剂两个组成部分：黄芩、黄连、栀子，清热泻火解毒；薄荷、连翘、甘草、荆芥、防风可以清解发散上焦之热邪；桔梗、川芎、白芷有引领诸药达于上部，更好地发挥疗效之功。

我之前参加一个经方沙龙，由无锡毛科明弟所主持的病案讨论中就介绍了该方用于治疗痤疮的使用经验。之后我就将该方视为治疗普通型痤疮的一张专方，并直接于方中加一味薏苡仁以为佐助。对于患病较久发现有局部硬结或结节型者可用清上防风汤与桂枝茯苓丸合方再加薏苡仁、大黄，或薏苡仁、丹参。实践证明，这个思路和使用方法是行之有效的。

③1 全身皮肤瘙痒案

——方无古今，敢破敢立；颠而倒之，药方法理

患者，男性，69 岁，身高 167cm，体重 67kg。2018 年 5 月 6 日初诊。

主诉：全身皮肤瘙痒 7 天。

患者自述 7 天前皮肤瘙痒，尤其面部、后颈部、眼睛、耳朵、鼻孔、会阴部严重，出现成片、密麻、高出皮肤的红色皮疹，连续 4 天每天上午在医院输液，输液后皮疹即消，晚上 9～10 点又起，奇痒。一般情况：精神可，近几天胃纳差，二便调，由于瘙痒导致睡眠较差。体诊：咽部充血，腹软无压痛，无糖尿病、高血压病等基础疾病。拟甘草泻心汤加荆芥、防风、苦参、生石膏、升麻。

处方：生甘草 20g，干姜 6g，黄芩 15g，大枣 15g，半夏 15g，黄连 5g，党参 10g，荆芥 15g，防风 15g，生石膏 30g，升麻 15g，苦参 10g。7 剂。每日 1 剂，水煎服。

5 月 7 日反馈：患者今天早上很高兴，特意来告知昨天晚上没起皮疹，不痒了。续服 7 剂后痊愈。

【体悟】

甘草泻心汤既可以修复黏膜，又能安神镇静；既调免疫又可调神；既对病又对症。患者之前曾用激素治疗4天，而甘草乃中医之外源性植物皮质激素，具有缓解症状、调节免疫等诸多激素样作用，但是无副作用（少数人会有水钠潴留但为一过性，佐制，或停药、减量可缓），传统中医所谓的缓急即是此意。我这是学习黄士沛先生大量的临床验案如法效仿而已。然而此病易于反复，需严格忌口，并跟进治疗观察，以期彻底康复。

为什么选用甘草泻心汤？除了上述几个方面的原因之外，还可以用排除法。首先，这个患者没有明显的可发散的麻黄证。老年人出现这种病证，麻黄类方还是要慎用的。其次，患者没有明显的大便干结等内热重、可以用大黄攻下的症状，也没有可以用八味除烦汤的情绪方面的症状，更没有瘀血类方证。那么我们就选择了一个调节的方剂，甘草泻心汤其实就是一个调节剂，是由半夏泻心汤化裁而来的。

按我提出的方路理论，半夏泻心汤来源于小柴胡汤，小柴胡汤去掉柴胡、生姜，加上黄连、干姜就成了半夏泻心汤，而半夏泻心汤重用甘草就成了甘草泻心汤。由此可以得出一个结论，甘草泻心汤与小柴胡汤具有同样的调节作用。区别只是病位由胸胁部转到了心下。胸胁是柴胡的一个作用部位，也就是所谓的"柴胡带"；而心下则是泻心汤类的作用部位。中医对这些部位分得非常清楚，《伤寒论》里经常可以看到心下、胸胁、少腹等部位名词，这是不可以忽略的。虽然它们的作用部位不同，但是调节、和解的作用是一样的。我们用方路的理论加上排除法，最后锁定甘草泻心汤是比较适合的一个方子。

　　另外一个关键点的就是要加味。升麻有清热解毒的作用，能够凉血，麻黄升麻汤、升麻鳖甲汤中都有升麻。再加上苦参，苦参按传统中医认识具有清热、燥湿、凉血的功效，而从经方的思维来切入的话，它可以除烦，跟黄连、龙胆草这些药物一样，具有抗充血、抗焦虑的作用，比如可以治疗心律失常、快速型心律失常、失眠，包括湿热性的过敏以及神经系统问题。如四肢苦烦热、焦虑症都可以用苦参，"四肢苦烦热者，三物黄芩汤主之"，三物黄芩汤中就有苦参。所以说苦参在这里与甘草具有相同的疗效，既能够镇静，又能够对病，缓解局部充血。荆芥、防风调节免疫系统，祛风止痒，而且风药在调节免疫的过程当中，也不是传统中医所说的那些模糊概念，什么"治风先治血，血行风自灭"，而是能够舒缓神经系统，扩张血管，调节这些引起过敏的神经激素比如说5-羟色胺、组胺，起到一个调节免疫的作用。

㉜ 患慢性荨麻疹的中年女性

　　——金杯银杯不如患者口碑，有效无效但求会心一笑

　　这是一位 57 岁的女性患者，罹患荨麻疹已经年余，一直服用抗过敏西药，但病情总是时好时坏，一个多月前曾经来我的门诊咨询病情，但可能当时我的回答没有令其信服，所以没有让我给她开药。

　　2013 年 12 月 7 日，她怀着极大的热情来请我为其开方治疗，细询之下才知道，原来是她的一个朋友经过我的治疗得到了较为满意的疗效，才令她下决心来此就诊。因为一年多来她用了各种各样的治疗方法，当然也服过不少中药，可是始终没有取得她所期待的疗效，以至于很难对一个在她看来不太了解甚至是陌生的医生产生太多的信任，对于这点我也表示深深的理解。

　　刻下：望其外观，体型中等，面色黄暗而缺少光泽，由于长期患病以及服药治疗效果不理想，以至于其面部还略带忧郁甚至焦虑的表情，舌淡。脉力中，其他没有什么明显的可以作为用药指向的特殊之处。询其皮疹比较稀疏而色不鲜红，瘙痒亦是时轻时重，总体上是能够忍耐的程度，没有明显的渗出液。通过认真思考我为其开出了下面的处方：

　　处方一（中药颗粒剂）：小柴胡汤 2.0g，当归芍药散 2.0g，荆

芥 0.5g，防风 0.5g，每天早上服用。

处方二（中药颗粒剂）：当归饮子 5.0g，每天晚上服用。

先给予 5 天的剂量试服。

12 月 13 日复诊：患者显得很高兴，上药只服用了 5 天就感觉症状明显缓解，此次来诊已经有了完全治愈的信心。于是原方续予 10 天剂量，嘱其采用 5/2 服法。医患双方都相信病愈不过是时间的问题了。

【体悟】

医生要得到患者的信任，除了他人的口碑，也需要与患者进行沟通。因为每个患者对自己的病情都想要一个说法，这个说法不一定专业，有时说得太专业，患者不一定能懂，医生一定要用患者能理解的语言与其沟通。患者需要的不只是一张冰冷的处方，更需要医生的软言相慰。不是有句名言，作为医生应该要"有时治愈，常常帮助，总是安慰"吗？！

本例患者，年逾五十，皮肤黄暗少泽，传统中医会考虑血虚风动的可能，自然想到当归饮子。但其荨麻疹慢性发作，加上神情忧郁，我考虑用小柴胡汤调整免疫、调神，归芍散调整血水，因为荨麻疹局部经常有水肿，有血水不利之象；加上荆芥、防风，舒缓神经，调节免疫，传统中医讲祛风，都可以，我们知道用上这两味药增效而管用就行，至于道理，就姑且思之。不是有"得意而忘言""得鱼而忘筌"之说吗？知道是什么，比知道为什么重要，是吧？！因为我们是临床实战家，患者需要的是疗效，至于道理，姑且言之，姑且听之，可也。

㉝ 痤疮医案

——缓病不可求速效，急病岂能无近功

患者男，39 岁，身高 174cm，体重 70kg。

主诉：毒痘，时轻时重，伴红肿疼痛和白脓头。

曾用连翘败毒散、荆连败毒散治疗。

一般情况：精神面貌可，胃纳可，大便稀、不成形，睡眠差，思虑多。体诊：①皮肤色黑；②咽部充血，呈暗红色；③腹软；④脉弦。

处方：十味败毒汤合仙方活命饮加薏苡仁、连翘。

仙方活命饮：白芷 6g，贝母 6g，天花粉 10g，生甘草 6g，当归 10g，防风 6g，陈皮 6g，乳香 5g，没药 5g，皂角刺 10g，穿山甲 5g，金银花 15g。

十味败毒汤：柴胡 10g，甘草 6g，荆芥 10g，防风 10g，茯苓 15g，桔梗 10g，川芎 10g，生姜 10g，厚朴 15g，独活 10g。

复诊：效果特别好，共服药 27 剂，基本痊愈，只是还有痘印，易怒，大便稀。

处方：化肝煎合柴胡桂枝干姜汤加薏苡仁、连翘。

化肝煎：青皮 6g，陈皮 6g，白芍 9g，牡丹皮 9g，栀子 9g，泽泻 12g，贝母 9g。

柴胡桂枝干姜汤：柴胡 15g，桂枝 10g，干姜 10g，黄芩 10g，牡蛎 15g，天花粉 10g，炙甘草 6g。

小剂量即可，不要大量服用，服一天停一天，15 剂。

【体悟】

通过这个案例，我们来学习几张方。

第一张方：仙方活命饮。这张方的使用抓手是痤疮有痘印、结节，皮疹不那么鲜红，处于亚急性期。如果处于急性期，红肿热痛严重时不要用。因为活血化瘀药在急性期有害无益，会加重皮疹。活血化瘀药适合用于治疗窦道、痘印、结节，处于静止期者。仙方活命饮由下列四组药组合而成，即活血化瘀药＋理气药＋化痰通络药＋清热药；对应的病理状态是血液循环不好＋功能障碍（气机阻滞）＋湿邪外渗（痰湿用贝母）＋热毒。桂枝茯苓丸、归芍散只是单纯地活血利水，调整功能状态及清热力度不够，而仙方活命饮则比较全面。

第二张方：十味败毒汤。这是日本汉方医家经常使用的皮肤病方，主要为治疗化脓性疾患、皮肤疾患初期或用于改善体质，功效为祛风化湿、清热解毒。方中的独活、防风能够扩张体表血管，发汗发散，有祛湿作用；荆芥、防风、桔梗、川芎、柴胡具有解毒作用；茯苓与桔梗则有消炎作用；川芎可止痛，柴胡用于各种过敏反应，甘草具消炎、解毒、抗过敏、祛痰功效，对支气管平滑肌痉挛有缓解作用。自编方歌一首：

荆防柴草桔梗姜，川芎茯苓独活详，樱皮一味如难觅，骨皮厚朴也相当。

原方中有樱皮，是日本的本地草药，我们一般用地骨皮，或者厚朴代替。其具体用法是稍具热象者用地骨皮，比如我会问患者是否会觉得手心有灼热感或皮肤是否较为干燥，如果回答是，就用地骨皮，如果这些情况不太明显就用厚朴。

第三张方：化肝煎。河北名医刘保和先生对其方义的解释比较到位：青皮、陈皮，理气、掀一掀热（揭盖子）；牡丹皮、栀子，透一透，清一清热；贝母，化痰散结，散一散（郁结）；泽泻，导一导热（热从小便出）；白芍，收一收（肝实，肝气升发太过，以酸收符合肝的生理病理为补肝，如果是肝虚郁结，需以辛行肝为补肝）；牡丹皮、白芍，和血凉血。全方理气和血、化痰散结、清热。以药测证，可有头颈部、胸胁部、胃脘，以及身体局部或偏侧部位的闷、胀、痛、结滞等症，并伴有心烦易怒、焦虑、头晕、失眠、口苦便干、舌咽偏红、脉弦滑数。身体偏实，与加味逍遥散证偏虚的郁热有区别。本方可用于肝胆疾病、胃炎、食管炎、甲状腺和乳腺疾病，以及神经官能症等。化肝煎中药颗粒的配伍比例如下：牡丹皮、栀子、白芍、浙贝母各35g，青皮、陈皮、泽泻各25g。青皮、陈皮理气药，偏燥（理气药放松人体神经系统），泽泻利水，偏寒。气有余便是火，所以理气偏燥的药不宜量大。

治疗痤疮时，化肝煎也经常加香附、麦芽、薏苡仁、枇杷叶。对于患者情绪不好的情况，用柴胡剂的时候，不要剂量太大，否则容易造成气火太重；行气药是促进血液循环的，让人兴奋、放松的，剂量太大反而导致更加亢奋而"气火"更旺，这个是要注意的。对于慢性病，病程较长，不要想着一剂知、二剂已，不可能会发生这样的事，缓病不可求速效。

㉞ 牛皮癣案

——大匠诲人与规矩，灵活变通句下活

男性患者，32岁，身高174cm，体重70kg。

主诉：患牛皮癣5年余。

自诉5年前因车祸住院后，左小腿内侧出现一红斑块，发痒，在大小医院治疗多次，边治边发展为更多的红色硬皮皮损，全身多处都有，奇痒。精神面貌可，胃纳可，有时便溏、一天2～3次，有时痒得难以入睡。患者职业为厨师，一上班更痒，有爱喝酒的习惯。体诊：①皮肤色黄；②咽不红；③腹软，无压痛；④脉有力。

处方：越婢加术汤合葛根芩连汤加薏苡仁、连翘。

麻黄12g，石膏25g，生姜10g，甘草6g，苍术15g，大枣20g，葛根30g，黄连5g，黄芩10g，薏苡仁30g，连翘20g。14剂。

7月22日反馈：患者服用6剂药痒感减轻，皮损没那么红了，也变薄了。前后皮损对比，皮损脱壳了，更光滑一些。

【体悟】

按方路来讲，越婢加术汤是防风通圣散的减味方。为什么这个患者要合方葛根芩连汤呢？病史里交代得很清楚，这个人喜欢喝酒，所以有酒毒，很容易让我们想起来葛根剂，热象非常明显，就用葛根芩连汤。葛根芩连汤合方越婢加术汤，其实就是变通了的防风通圣散，就是火麻黄的这样一个思路。

我们对防风通圣散治疗这个病的经验进行了一下变通，内热比较重，且有酒毒的，用葛根芩连汤就行了，但是葛根芩连汤虽然清内热、解酒毒，但患者目前的主诉是牛皮癣，而该方宣透的作用不够，越婢加术汤就可以弥补这个不足。所以我们说既要知道常规，又要学会变通，思路特别重要。我们既不要去死守成规，也不可以过分地胡乱加减，这是两个极端。

比如这个患者，我们在没有更改治疗牛皮癣的总体思路的情况下予以针对性的处理，一个瘦身一个加味，这样就让方药与患者的体质和具体的病情之间形成了一种灵活的丝丝入扣性的对应，最终取得预期的疗效。如果我们生搬硬套地使用防风通圣散，也不是不行，但显然不够贴切。

㉟ 睾丸肿痛案

患者男，51 岁，身高 161cm，体重 61kg。建筑工人。

主诉：左侧睾丸肿胀痛 3 天，伴发热 1 天。

患者左侧睾丸肿胀疼痛复发 3 天，不红，无灼热感，伴发热 1 天，昨天予以输液 1 天，但睾丸肿痛未减。一个半月前，也因左侧睾丸肿痛，伴肉眼血尿入院治疗 8 天，当时无发热，医院诊断为睾丸炎。刻下：体温正常，余无不适。

精神面貌可，饮食、睡眠、大便正常，尿清。

体诊：①皮肤色黑，稍赤；②舌尖红，苔稍黄腻，舌下静脉无瘀滞；③咽弓稍暗红，扁桃体无肿大；④腹肌硬，强抵抗力，无压痛；⑤脉弦数有力，92 次 / 分。

处方：四妙丸合桂枝茯苓丸加知母、滑石、橘核、川楝子、甘草。如此组合后又含有芍药甘草汤、通关丸、六一散意。

苍术 10g，黄柏 10g，生薏苡仁 20g，川牛膝 15g，桂枝 12g，茯苓 12g，牡丹皮 12g，赤芍 12g，桃仁 12g，知母 15g，橘核 12g，川楝子 12g，滑石 15g，生甘草 6g。

复诊：患者诉上方服 3 天时肿痛即大减；服至第 10 天，红肿疼痛消失。患者对疗效非常满意。

【体悟】

桂枝茯苓丸是对体对症的选方用药，体壮而有痛症，桂枝茯苓丸调整气、血、水，活血化瘀而止痛，目的是通过该方的调整和改善血液循环而抗粘连，并且随着血液黏稠度的缓解可以增加流速、流量而带走炎性代谢垃圾。但是这里有个问题，就是其局部的充血是由于局部的高代谢造成的，亦即属于中医所谓的"因热致瘀"，如果只是一味地改善循环"化瘀"而不清其热，则无法解决其根本矛盾，况且这种热（充血）的同时伴有渗出即"湿"，并且位于人体的下部。四妙丸方中苦寒之黄柏既可抗充血，更能抗渗出；牛膝又可引血下行，改善盆腔乃至下肢的血液循环；更辅以苍术、薏苡仁分别增加化湿、清热之功，无疑是的对之选。之所以再加橘核、川楝子，因为理气剂可以调整和放松机体功能状态，特别是此二味专能对准人体下部而具有调节作用；知母降低代谢之功与石膏同，而消肿之功更优；传统认为滑石能渗利湿热，临床发现其还具有保护黏膜之功，比如猪苓汤、六一散中均有该药的身影。如此处方则既有经方，更有时方，实遵刘渡舟先生古今接轨之训，如同古圣与后贤携手作战，共克顽敌。

36 腰突下肢疼痛案

——不通则痛，初期温通镇痛先对症；不荣亦痛，后期温养强壮治在人

患者，男性，58 岁。2011 年 2 月 23 日初诊。

患者平素务农，农闲时从事泥瓦工等体力劳动，体格素来强壮。2 年前曾患腰椎间盘突出症，经用中药外敷、按摩等综合治疗后症状缓解。

刻诊：左侧下肢从胯至膝、踝部均感凉麻疼痛，服中西药月余无效，经人介绍特来求诊于余。询其阴雨天疼痛虽不加重，但在天晴时却格外轻爽，晚上休息后次晨起反觉加重而工作后又稍减轻。视其人体中偏胖，肤黯粗糙，平素不易出汗，舌暗淡而脉平，余无特殊。

遂处以葛根汤合麻黄附子细辛汤、甘姜苓术汤加味。

葛根 60g，生麻黄 12g，桂枝 15g，肉桂 10g，炒白芍 25g，炒甘草 10g，茯苓 20g，苍术 15g，制附片 15g（先煎 30 分钟），细辛 10g，怀牛膝 20g，豨莶草 20g，干姜 10g，红枣 20g。5 剂。

2 月 28 日二诊：药后左下肢疼痛不适消失，凉麻感亦缓解，但仍觉左膝部酸痛。再予上方 3 剂。

3 月 4 日三诊：疼痛已不明显，但转觉腰膝部酸沉不适。予独

活寄生汤加味巩固。

独活 20g，桑寄生 15g，秦艽 12g，防风 10g，细辛 6g，川芎 10g，当归 10g，熟地黄 20g，炒白芍 15g，肉桂 10g，茯苓 15g，杜仲 15g，怀牛膝 20g，炙甘草 10g，狗脊 30g，骨碎补 30g，补骨脂 15g。5 剂。

愈后随访数月并无复发。

【体悟】

（1）葛根汤体质多表现为体格壮实，肌肉比较结实丰满，面色多黝黑或黄暗粗糙而缺乏光泽，嗜睡或易疲劳，咽喉不红等，以从事体力劳动或平素身体强壮的青壮年多见。从本方所主治的疾病谱来看，较常用于感冒、颈椎病、腰椎间盘突出症等。本例患者在体型外貌及所患疾病等方面都与本方较为符合。舌淡暗而咽喉无明显充血说明无热象；晴天时症状减轻，患肢局部凉麻疼痛则提示由于阳动不力而致局部血运不畅，这从其休息后症状反而加重、活动后又缓解可以得到佐证。麻黄附子细辛汤为古代的温热性止痛兴奋剂，经典的温经散寒方，适用于以精神萎靡、恶寒无汗、身体疼痛而脉沉为特征的疾病，此处取二方相合，可以加强镇痛之功，此正孙思邈所谓"重复用药，药乃有力"的具体体现。更加苍术、茯苓，与方中干姜、甘草相合即是甘姜苓术汤（肾着汤），此方乃古代"肾着病"的专方，适用于以腰重而冷等为特征的疾病。考"肾着病"之因乃"身劳汗出，衣里冷湿，久久得之"，症见"腰以下冷痛，腹重如带五千钱"，这种描述恰与此案契合，故用此三方之合者。加牛膝，为畅通下肢之血液循环而缓腿痛；加豨莶草，以其可以愈局部之麻木也。但现在看来，豨莶草之用或有蛇足之嫌。二诊已获效，故予跟进以巩固疗效，只予3剂者，恐过于攻散而有伤于正气也；三诊时邪势渐衰而正虚已露端倪，故予独活寄生汤之三补一通以为善后之计。

（2）"治病必求于本"是我作为一名中医基层临床工作者常常挂在嘴边的一个治疗原则，那么这个所谓的"本"是什么呢？我以为这个"本"就是患者的机体本身！我们常常讲：邪气者，人身之本无；正气者，机体之固有。所以欲祛其邪，则必用攻散；欲扶其正，则必施强壮。这个道理对于稍有医学常识者都是极为浅显易知的，关键是什么时候应该攻散、什么时候可以强壮。我们除了从体质状态来进行把握外，从发病或治疗乃至于病情发展、康复的时期来适时把握也不失为一种很好的思路和方法。比如发病或治疗的前期，症状较为剧烈或突出，我们可以从对病对症的角度切入，先行用药缓解患者的痛苦，提高其生活质量，等病情获得缓解后，再以恢复机体功能、杜绝病情卷土重来这个角度作为治疗的切入点，即对人、对体质状态来选方用药。关于这一点我们可以从大量先贤、前辈的医案中得到验证、受到启发，比如干祖望先生在其医案中常表述的"攻邪减灶，扶正添筹"就给我留下了极为深刻的印象。

37 腰胯剧痛三月不止案

——腰痛寻医踏破铁鞋，一剂痛失不费工夫

患者，男，35岁。2013年4月初诊。

主诉：3个多月以来左侧腰胯剧痛，遍服各种止痛中西药物，并用尽各种其他治疗方法均无法控制其疼痛，以至于食不甘味，夜间也疼得无法入睡。无奈之际，经武昌区某医院一位从事针灸理疗的同道介绍，抱着试试看的态度来诊。

余视其体格十分健壮，但由于数月的剧痛使得这位铮铮壮汉显得有些焦虑而面带痛苦急切的表情，脉、腹均呈有力的实象。

询其平素身体一直健康少疾，纵偶罹薄感亦从来不需服药即可自愈，其父母亦是较为健壮的体魄，现除了因为剧痛而导致睡眠及饮食不能正常之外，别的实在没有可以作为用方指征的踪迹和导向。再询其疼痛的原因，患者诉说是3个多月以前回到老家，看到家门前有一大堆沙土挡在那里碍事，于是自己动手将之清除，本来在正常情况下打算两三天内完成的，谁知患者那天感觉精神和体力非常充沛，觉得有使不完的力气，一个下午就干完了。当天吃完饭后就休息了，谁知过了没几天就突然发生左侧腰胯部疼痛，并且越来越重，晚间尤甚，曾经在西医那里打过甘露醇和地塞米松，以及采用局部封闭等疗法，但均不能缓解其剧烈的疼痛，以至于患者对治疗几乎失去了信心。我当时心中也无把握，经过思考之后开出了以下处方：

处方（中药颗粒剂）：麻黄附子细辛汤 1.5g，芍药甘草汤 2.0g，桃核承气汤 1.5g，1 日 2 次，早上、中午饭后各服用 1 次；柴胡桂枝汤 2.0g，桂枝茯苓丸 2.0g，制川乌 1.0g，晚上睡觉前口服 1 次。

先给予 5 天量以观察疗效。

药后第 3 天，我接到介绍其来就诊的那位同道打来的电话，说我这次也为他争得了面子。因为该患者服用上药的当天晚上就安然入睡了，其腰胯部的剧痛竟然像被谁拿走了一样从此再也没有出现。患者因为只服了一天药就达到了如此良效，反而不愿再服药巩固了，说想停药观察几天看其是否会复发，结果疼痛再也没有出现。

【体悟】

有很多患者甚至包括一些中医同道都认为中医是慢郎中，从本例治疗的成功来看并非如此，这个观念应当改变。当然，我并不认为效果如此之好是我的医术有多么高，这与患者本身体质强健、恢复能力较强有着极大的关系，当得到稍微恰当对证的治疗后，就可以很快见到疗效。所以我真心感谢患者，因为只有他们的信任才能成就我们医术水平的提高。

这个案例用了好几张处方。麻黄附子细辛汤对于体质壮实的人是良好的镇痛剂，芍药甘草汤缓解肌肉紧张，桃核承气汤是治疗瘀血上冲的好方，三方合用，镇痛，缓解肌肉痉挛，改善局部血液循环。晚上用方，选择柴胡桂枝汤，一方面一侧受损，按照经方思维，属于柴胡带，疾病迁延不愈也属柴胡剂；桂枝汤能改善血液循环，桂枝茯苓丸活血化瘀，川乌镇痛止痛。

　　之所以早上用麻黄剂，是因为其有振奋作用，如果晚上用则会影响睡眠，所以晚上改用柴胡剂调和，并且同样活血化瘀用了桃核承气汤与桂枝茯苓丸多角度切入，以期能协同作用而提高疗效。这样的操作手法和思路在临床上经过验证，成功率还是很高的。

㊳ 腰突症腰腿剧痛难忍案

——初看似离经叛道，再审则丝丝入扣

患者，女性，42岁。2011年11月8日初诊。

患者诉，患腰椎间盘突出症致腰腿剧痛（左侧）难已，经用牵引、外贴膏药及针灸等治疗不效，服西药强力止痛剂可缓解片时，由原来每天服用1～2次，到现在每天需要服用3～6次仍然无法止痛。平素体壮，易上火，牙痛咽痛，大便偏干，乃热性体质。有高血压病和肾结石病史。电话求方。

处方：生麻黄12g，黄芩12g，车前子12g，生甘草12g，生白芍50g，怀牛膝50g，独活30g。5剂。

服药2日患者来电说，药后仍痛，求再改方他图。余忖之处方无误，遂嘱其勿疑，坚持续进以待效机，并嘱其增加服药频度。

11月13日二诊：电话告知，5剂药尽，大便转稀，一日1～2次；疼痛获缓，止痛药每天只需服用1次，患者及其家属信心大增。原方续进5剂。

11月18日三诊：药尽10剂，止痛药完全停用而疼痛几失，即已达到完全能够忍耐的程度。

原方加细辛12g、制大黄5g、制附片6g，续进5剂。

嘱其采取2日1剂的隔日服法，缓缓收功即可。

【体悟】

（1）此疾临床颇为常见，用药取效者固多，然不效者亦不少，究其原因无他，仍在于医者对于患者体质情况整体把握的正确与否。临床上因受疼痛多寒凝血瘀传统成见的束缚，医生往往一见疼痛就被乌头、附片、干姜、细辛或者蝎子、蜈蚣、乌梢蛇、徐长卿等横在胸中，甚或采取延胡索、罂粟壳等局部对抗疗法，完全置整体观念于脑后而不顾，或寒热虚实一概不管不问，如此用方的结果是患者失去信心而医者面子扫地。

余用的这张方子实乃小柴胡汤的变通方，思路是病在身侧，应属少阳，本当用柴胡，而此患者体壮，完全能够胜任麻黄之药力，患者虽然患有高血压，但与黄芩相伍，况且辅以大量牛膝、白芍等绝无流弊。麻黄止痛之功远胜于柴胡。无呕吐故不用半夏、生姜，无气虚少津故不用参、枣，合芍药甘草汤缓急止痛而通便，更入大量独活、牛膝以加强止痛之功。复诊方合入大黄附子汤，该方可用于治疗"胁下偏痛"，据胡希恕先生临床验证，此方对于偏侧的疼痛有着特殊的疗效，非仅限于"胁下"也，关于这一点亦经不少医家及本人在内进行过诸多验证，信非虚语。

（2）这里还有一个问题，就是关于守方问题。我们常讲：伤寒如流水，杂病如漩涡。什么意思呢？是讲在实际临床中遇到急性病其病势较为急迫时，病情的发展变化也是比较快的，特别是先辈曾有"朝承气、暮理中"的实践经验，亦即所谓的"走马看伤寒"，即提醒我们医者在处理此类问题时，要以即时的、动态的目光看待问题，随着病情的变化做出及时的、针锋相对的应对措施，切不可固守成见而一成不变，仲景所谓的"观其脉证，知犯何逆，随证治之"，一个"随"字就体现出即时性和灵活性。然而现代中医临床当中所遇到的相当一部分都是杂病或可说是慢性病，纵然有些病情会呈现出急发性的特点，但其背后的发病机制或可说是病理生理状态都是较为复杂的、错综的，当我们通过整体分析、综合判断并给出一个较为合理、中肯的治疗方案后，不要随意更改或抛弃、否定原有的既定方针而另寻他图，否则往往会导致明明正确的治疗方针无法得以贯彻实施，无法达到预期的疗效而功败垂成。关于这一点，笔者在早年的临床实践中屡屡犯此错误，教训是深刻的，直到多年以后读书、临证渐多，方有此悟，所以特别在此提出，供大家参考。

㉟ 久治难愈的腿痛案

——纸上得来终觉浅，心中悟出始知深

患者，女性，76岁。2012年7月2日初诊。

患者体型中等偏瘦，面色黄暗，双膝疼痛多年，久治不愈，局部无肿胀亦无寒热及麻木感。询其全无食欲，大便偏干，数日一行。不调其体而徒治其痛，无益也。

处方：小柴胡汤合方四味健步汤。

柴胡12g，黄芩6g，姜半夏15g，党参12g，生甘草10g，丹参15g，赤芍、白芍各20g，石斛20g，怀牛膝20g，干姜3g，红枣20g。7剂。

7月8日二诊：药后食欲明显好转，疼痛亦有减轻，但诉双下肢无力明显。

上方石斛加至25g，再加木瓜12g，鸡血藤30g，10剂。

7月20日三诊：药后诸症缓解，饮食明显增进，面色红润，患者甚喜，说这次遇到了"神医"。但诉近来双侧臂部泛发荨麻疹而致瘙痒，时时搔抓难安，要求予以兼顾。视其舌滑有津润。

遂于上方去石斛、丹参，加当归10g，荆芥、防风各10g，独活15g，薏苡仁30g，桂枝12g，方即柴胡桂枝汤加味。

柴胡 12g，黄芩 5g，姜半夏 20g，党参 15g，甘草 12g，桂枝 12g，赤芍、白芍各 15g，荆芥、防风各 10g，独活 15g，当归 10g，怀牛膝 20g，木瓜 12g，鸡血藤 30g，干姜 5g，红枣 20g，薏苡仁 30g。7 剂。

药后无不适，欲带药回家以巩固疗效。给予独活寄生汤原方 10 剂，嘱其吃一天停两天。

【体悟】

这种病证实乃临床常见却往往缠绵不愈，究其原因是医者每囿于见痛治痛之定见，因一叶而不见泰山。我们平时读书总是在口中念："见血不止血，见咳不治咳……"可一遇到实际患者却又将此说忘至九霄云外，所用方药不知不觉地就在对抗和替代。投之不中，不从自己身上找原因却怨天尤人。殊不知"纸上得来终觉浅，绝知此事要躬行"的中间还应该有一句"心中悟出始知深"啊！

高建忠先生说："医生临证，所学的都是典型方证，所辨的大多是不典型方证，二者之间的桥梁，在于方证之理，在于医者之悟。"余深然之！

本例以迁延不愈、人偏瘦、饮食差而便干为依据方选小柴胡汤调体。临床经验告诉我们，无论何疾，每当患者胃口不佳时，必须先要照顾其脾胃功能，亦即先想办法解决其胃口问题，使其后继有援，仓中有粮，这也正是"兵马未动而粮草先行"的大局思维，虽说尚有"无粮之师而利在速战"的变局，但是毕竟很多慢性问题并非一二诊可以获得全胜，而是需要抽丝剥茧、梯次递进，集多次的小胜而为完胜方可达到最终的目的，所以从后天脾胃入手的治疗理念其实在临床当中极为实用。不过很可惜，这种方法我们常常念之于口却无法将之真正地实施于非常需要之时。记得有一次，当我开出六君子汤时，一位跟诊的学生事后评价说，我开出的应该属于不痛不痒的安慰剂！然而很多事实证明，就是这么一张被视为安慰剂的六君子汤每建奇功。那么本例患者为什么不用六君子汤而用小柴胡汤呢？是因其腹部按诊尤其是右胁下稍有抵抗之意，加之病情迁延而人偏瘦，以及便干，小柴胡汤证更为接近之故；而四味健步汤适合下肢瘀血、行走障碍、体质偏瘦的人。患者后来发作荨麻疹，或许属偶然，或许是体质增强后，有托邪外出之转机，传统中医往往这样理解外感与内伤病之联系，是否属实不得而知，但我们根据病理态势，加桂枝、荆芥、防风，相当于调转枪口，把病机由原来的向下，转而向上，这就是中医的妙用，好像湖心里撑船，任由竹篙一点一转，无不宛转如意。所以说中医真的是一门艺术。

⑩ 前列腺增生、慢性前列腺炎案

——经方验方用得准都属妙方，加法减法腾挪法圆机活法

患者，男，65 岁，身高 168cm，体重 65kg，体中略胖。2012年 6 月 28 日初诊。

主诉：小腹坠痛，小便不利。询其尿频量少，有小便无力、小便分叉现象，小便后尿道口常出现白色分泌物。大便不畅，饮食、睡眠尚可。有 5 年病史，曾在某医院诊断为慢性前列腺炎、前列腺增生。5 年间服用多种治疗前列腺疾病的药品，急性期则使用抗生素等，其症状无明显改善。

处方：四逆散合桂枝茯苓丸加大黄、牛膝。

柴胡 12g，枳壳 12g，白芍 12g，甘草 6g，桂枝 6g，肉桂 6g，茯苓 12g，牡丹皮 12g，赤芍 12g，桃仁 12g，怀牛膝 20g，制大黄 5g。7 剂。

7 月 5 日二诊：患者自感药后很舒适，小便不利有所改善，但小便仍有分叉，小腹坠痛无改善，嗳气多而矢气少。

仍宗原意，加入刘绍武先生三核二香汤，去川楝子，加乌药、附子、细辛。

柴胡 12g，枳壳 12g，白芍 12g，生甘草 5g，桂枝 6g，肉桂

6g，茯苓 12g，牡丹皮 12g，桃仁 12g，乌药 12g，橘核、荔枝核各 12g，木香 6g，小茴香 6g，制大黄 6g，制附子 12g，细辛 10g。7 剂。

7月13日三诊：自诉 3 剂药后，自觉有股暖流从胃中直趋少腹，矢气连连，下腹之痛随即大减，尿道口白色分泌物反而增多，小便无力和小便分叉依然存在。细察其舌淡暗，毫无热象，喉亦无充血发红。

上方去四逆散，改用当归四逆加吴萸生姜汤合桂枝茯苓丸、薏苡附子败酱散法加味。

桂枝 10g，肉桂 5g，茯苓 15g，牡丹皮 10g，赤芍 15g，桃仁 12g，薏苡仁 30g，制附子 1g，细辛 6g，当归 10g，炒川椒 5g，吴茱萸 5g，生姜 15g，乌药 10g，败酱草 30g，木香 5g，小茴香 5g。7 剂。

7月21日四诊：患者说没想到这个困惑 5 年的顽疾在不到一个月的时间内得以解除，喜悦、感激之情溢于言表。

处方：三诊方去木香、小茴香、乌药，加通草 6g，7 剂。

考虑是巩固疗效，故嘱其隔日 1 剂。

【体悟】

本患者治疗过程中分别使用了四逆散、桂枝茯苓丸加大黄、牛膝，大黄附子汤，薏苡附子败酱散，当归四逆加吴茱萸生姜汤等 5 张经方和三核二香汤验方加减出入。

初诊从常规思路出发，因其表现在"柴胡带"，小腹下坠而尿频故用四逆散，虑其病久必瘀，加之学习黄师治疗此病之成功经验故合方桂枝茯苓丸，药后症状虽有缓解但并不如意，思之应该是温通导气之力量不足所致，故加入三核二香汤合大黄附子汤温通并用，果然药效如响斯应。

但是二诊小腹之痛虽失而小便无力及分叉依然，且尿道口之分泌物反而增多，故改方用当归四逆加吴茱萸生姜汤合薏苡附子败酱散温通化浊并用，终于获得完胜。

反思用四逆散方实为犯了先入为主思维定式的错误——柴胡带皆为柴胡证。事实证明：柴胡带亦非皆柴胡证也！惭愧之余，颇令人三思回味。

三核二香汤乃刘绍武先生经验方，笔者发现该方是由《医方集解》导气汤去吴萸，加橘核、荔枝核而成。考导气汤原用于治疗下腹疾患，如少腹胀满、阴囊水肿、睾丸坠痛等属寒郁者，热郁一般主选四逆散，而从本案来看，患者应属寒，湿之郁遏阻滞显然，故用四逆散方不切而用此方建功。

㊶ 发热头痛伴腰痛案

——闪转腾挪进退有度心中有主张，凌波微步步步生莲皆因有妙法

患者，女性，38岁，身高165cm，体重54kg，是一位临床医生。2018年4月30日初诊。

主诉：发热、头痛，伴腰痛3天。

4月27日参加完线下培训课回家后半小时出现寒战发热，在自己门诊用刮痧、艾灸后热退，休息一天后正常上班。晚上8点又出现寒战发热，自认为受寒感冒，但用小柴胡汤无效，体温持续在38.6～39.5℃，伴右腰痛颇剧。

遂赴当地医院就诊，经过化验等检查，诊断为"急性肾盂肾炎"。因患者两三年前曾罹此疾，当时在医院住院治疗2周余完全无效，高热不退，无奈只好自行出院，由其公公（为一资深中医师）处方数剂，其高热即退，后再调理渐愈，所以此次无论院方讲得如何严重，患者再也不愿住院治疗。但此时其公公本身罹疾，无法再予治疗，所以电话求笔者诊治。余据其体质状态（因患者为笔者的一名学生，所以对其体质情况较为了解），素体偏于瘦弱，加之平时门诊工作较为繁忙，休息不足，又兼家庭事务牵绊等，可以说是处于身心俱疲的状态，综合考虑后给予（中药饮片）柴胡桂枝

汤加石膏、知母、葛根、附子方，并叮嘱其少量多次服药（因当时所开处方系口述故未能保存，只记得生石膏用的是 20g，其余药味均为常规剂量）。患者因心中焦急，加之见药量不大，就自行把两剂药一起煎好混合，分 3 次就喝完了，服后微有汗出，体温下降，不过隔天出现小腹部有坠痛感，只好再次电话求助。笔者告知其现在肾脏由于发生病变，滤过功能随之下降，所以只能少量多次服药，一方面可以增加血浆药物有效浓度，可以使之持续发挥效果，另一方面意在降低或不增加肾脏本身的负担。遂嘱用原处方去附子（以免留邪），加茅根、芦根各 30g，丝瓜络、金银花各 20g。

药后患者自觉精神不好，心烦，纳差，睡眠差，大便溏，一日 3～4 次，据其面色稍黄白、舌淡苔白腻、咽不红，询其口不干不渴，腹诊心下按压抵抗，腹部稍抵抗，诊脉无力，遂于 5 月 1 日转方（中药颗粒剂）补中益气汤 2g，理中汤 2g，桂枝汤 2g，嘱其服此方至大便正常后即可停药。

5 月 2 日体温已降至正常，但觉腰酸背痛，睡眠不好，噩梦纷纭。处方：（中药颗粒剂）小柴胡汤 2g，温胆汤 2g，丝瓜络、黄芪、金银花、车前子各 0.5g，2 天量。

5 月 3 日诉上药服后一切正常，只是有点心慌，晚上回家后不久又发热，体温复升至 38℃。

5 月 4 日处方（中药颗粒剂）：补中益气汤 2g，桂枝汤 1g，生脉饮 1g，丝瓜络、金银花各 0.5g。服用 2 天后热退。

5 月 6 日再次去医院复查彩超示腹盆腔积液，右肾偏大。腰腹部有下坠及隐痛感，遂转方（中药颗粒剂）为真武汤、五苓散、当归芍药散各 2g，服药后小腹胀痛、腰痛很快消失，就是上班后容易心慌无力，食欲不佳，时有轻度恶心，腹软。处方（中药颗粒剂）：六君子汤 3g，黄芪、麦芽各 1g，谷芽、枳壳、鸡内金各 0.5g。1 日 2 次，分早晚服用，6 天量，并建议后期用（中药颗粒剂）补中益气汤 3g，生脉饮 1g，桂枝汤 1g，继续调理，调和为主，用药不可太过燥烈。

上药尽剂，一切恢复正常，可以胜任门诊工作，无不适，随访至今亦未见复发，只是今年春节后因工作过度劳累，加之罹薄感导致音哑，余另行处方后很快恢复。

【体悟】

本案首诊用柴胡桂枝汤，因患者往来寒热视为柴胡证，身体偏瘦、身体疼痛视为桂枝证，故用柴胡桂枝汤合方；加知母、石膏有合方白虎汤之意，意在降低代谢；葛根为背部及足太阳膀胱经专药，缓解背部及延伸之腰部的肌肉紧张；附子有强壮之意。

二诊去附子避免留邪，加茅根、芦根、金银花、丝瓜络，有刘绍武先生之半决渎汤的意思，意在清利湿热，用芦根、茅根有利水不伤阴液之妙。

三诊之处置，用补中益气汤合桂枝汤合理中汤解决大便溏。

四诊用小柴胡合温胆汤处理失眠，半决渎汤利湿热，加黄芪强壮。

五诊、六诊以后之处置，围绕血水不利、水液代谢失调，紧扣"九窍不和皆属胃病"之意，用真武汤合归芍散，治疗思路都围绕健脾胃利湿邪的思路。

虽是随诊处置，但其总的方针就是立足于治"病的人"，并且随时把握患者即时的病理生理状态，适时地调整治疗方案，终获预期之效。

㊷ 糖尿病肾病、双下肢高度水肿案

——高屋建瓴察病机，古方妙用赋新意

患者，女性，49岁。2011年2月20日初诊。

患病10余年。患者有糖尿病家族史，其二姐亦因此疾出现四肢麻木在余处治疗获效，故前来求诊。自诉以前体型超胖，自去年至今出现进行性消瘦，现每日注射胰岛素达50U，但血糖控制仍然不佳。小便不利，双下肢呈重度凹陷性水肿，以致无法行走，整天卧于床上，如此已达3月余。每日口服呋噻米片1片以维持，动则气短乏力。来诊之前曾在地区中心医院及郑州市某医院两次住院治疗，花费达9万余元，而据患者本人及家属的说法是：疗效不明显。

据其所持的厚厚一沓各项检查报告单所示，有多发性胆囊结石，胸腹腔积液，心包积液；彩超示：双肾呈弥漫性改变，左肾大小约131mm×62mm×67mm，右肾大小约124mm×60mm×58mm，双肾体大，形态饱满，实质回声弥漫性增强，集合系统无分离（此处省略约千余字）。

刻诊：精神状态一般，呈慢性病容。患者本人一脸的无奈表情，为自己久治未果的病情而发愁、焦虑！常常彻夜不眠或易早

醒。询其无汗出，手指发凉，食欲尚可，但大便干结难下，肌肉较坚紧，心下按之压痛明显，血压不高；双侧足趾趾蹼部有三处硬币大小较浅溃疡久未愈合，局部色暗，少有渗出，但无疼痛（这可能与其下肢水肿，感觉迟钝有关）；舌下静脉有曲张，脉无特殊，故未记录。

处方：大柴胡汤合桂枝茯苓丸、四味健步汤加泽泻方。

柴胡 20g，黄芩 6g，姜半夏 12g，枳实 12g，枳壳 20g，制大黄 5，赤芍 15g，桂枝 15g，肉桂 6g，桃仁 15g，茯苓 15g，泽泻 15g，牡丹皮、丹参各 15g，石斛 20g，怀牛膝 30g。5 剂。

3 月 8 日二诊：服上方颇适，大便略畅，食欲佳，但食后仍腹胀，需口服吗丁啉方可获缓。因其他方面未见明显改变，患者本人对此治疗的信心不足，故而自行停药。停药 1 周后，自觉大便不如服用中药时那么畅快，下肢也越发沉重、无力，手掌冰冷，夜寐难安，近来时有头汗出，上腹部按之已无疼痛及不适，少腹部按之亦无压痛，下肢皮肤干燥，脉沉缓、按之中等力度，舌面干但不渴。现仍每日注射门冬胰岛素 48U（分 3 次），空腹血糖最高 8.1mmol/L，近来足部之溃疡有少量渗出、局部潮红、无紫黑现象，外用黄柏、甘草研末用麻油调敷。另嘱其停服呋噻米片。

处方：四逆散合当归芍药散、桂枝茯苓丸合四味健步汤。

桂枝 15g，肉桂 10g，赤芍、白芍各 30g，桃仁 15g，牡丹皮、丹参各 15g，石斛 20g，怀牛膝 30g，茯苓 15g，泽泻 15g，当归 15g，川芎 10g，生白术 30g，枳壳 20g，柴胡 20g，枳实 15g。7 剂。

3 月 23 日三诊：上药服后下肢浮肿有所缓解，患者已经能够在家属搀扶下下床活动，只是活动后浮肿加重，但已不若日前之甚。

食欲尚可，进食后之腹胀已消失，大便近二日未行。血糖仍不稳定，几次检查为 8.9mmol/L、6.8mmol/L、7.4mmol/L 和 9.3mmol/L，胰岛素仍然每天注射 48U。四肢欠温，下肢依然感觉非常无力，头汗出减少，但夜寐仍然不佳，患者诉自己总是爱想事儿，思想安静不下来。我通过与患者本人反复沟通，告知其疾病的具体情况，提高其对自己病情状况的整体认识，从而使其在心理上打消不必要的顾虑，树立战胜疾病的信心。

经过思路梳理，处方调整为大柴胡汤合桂枝茯苓丸、四味健步汤合真武汤加减。

柴胡 15g，赤芍、白芍各 30g，枳实、枳壳各 15g，制大黄5g，制附片 10g，生白术 50g，茯苓 15g，泽泻 15g，桂枝 15g，肉桂 10g，桃仁 15g，牡丹皮、丹参各 15g，石斛 20g，怀牛膝30g。14 剂，嘱其隔日 1 剂。

2011 年 4 月 20 日四诊：下肢浮肿继续缓解，大便四日一行，但不困难，睡眠较前好转，四肢亦渐转温，小便畅，心下按之无任何异常。

处方：桂枝茯苓丸合四味健步汤加益母草方。

桂枝 10g，肉桂 10g，茯苓 20g，牡丹皮 10g，赤芍 30g，桃仁 10g，怀牛膝 30g，石斛 30g，丹参 20g，益母草 20g。10 剂。

2011 年 5 月 14 日五诊：患者已能自己下地去邻居家串门了，精神状态颇佳，心情也舒畅许多。只是近几日，特别是停服上药两三天后，感觉心下及小腹部均有堵闷感，余以手按之，尽管并未用力，患者即诉有不能呼吸的窒息感。令人可喜的是，足部的三处溃疡均已完全愈合；原来视物模糊的双眼，现在看东西也非常清楚了；双下肢的水肿亦消失十之六七，只是其足踝部仍有轻度水肿，于晚上休息后即可完全消失，仅每天下午又有些肿而已；汗出已止，血糖近来也控制得较好，胰岛素每天注射量减到 38U，我去看诊时顺便测试了一下即时血糖为 4.9mmol/L（当时是下午的 4 点左右），据其儿子述近 2 周来最高一次是 9.1mmol/L，其余均在正常范围之内。另患者诉大便又觉不畅，睡眠还不够踏实。

再予上方加炒水红花子 10g，黄芪 30g，大腹子、大腹皮各 10g，10 剂。

【体悟】

糖尿病患者在我的门诊当中占据了相当的份额，这名患者的病情以我个人的接诊病例来讲，应该算是较重的了。当时接诊时感觉有办法，但说实话心里却没有底，不知道结果会怎么样。

我学习黄师治疗该病的临床经验，如黄师说桂枝茯苓丸是经方的透析方，四味健步汤可有效改善肾脏及下肢的血液循环，从而协助桂枝茯苓丸以达到最佳的治疗效果。合入大柴胡汤是根据患者有多发性胆囊结石以及有心下按之不适、大便干结的特征综合分析后得来的选方思路，并参考北京仝小林先生关于把握糖尿病的四个阶段即郁、热、虚、损的病机特点，治疗中始终将解郁、清热、补虚和益损有意识地贯彻于治疗选方用药的思维当中，活血化瘀以保护血管及相对小量的温振阳气以为推动。这样通过几个月的精心治疗，最主要的还是患者的信任和配合，终于取得了一定的疗效，只是由于患者在前期的住院治疗过程当中花费太大，从而使家庭经济出现危机，以至于见效后即无奈停药，殊感遗憾。但不管怎么样，治疗此病取得了阶段性的胜利，使我更加坚定了学习和运用经方的信心，也令我再一次感受到经方的魅力！

㊸ 糖尿病、风湿性关节炎双下肢疼痛案

——刻舟求剑终无果，量体裁衣始逢春

患者，男性，61岁，身高159cm，体重44kg。2012年5月29日初诊。

患者语声无力，血糖很高，但不能口服降糖西药，否则低血糖反应甚剧，平素口服茯苓、山药，感觉尚可，双下肢疼痛颇剧，以致极度睡眠不佳。食欲不佳，腹壁薄硬，按之心下不适。

处方：参归建中汤。

桂枝10g，肉桂5g，白芍50g，甘草10g，麦芽30g，饴糖60g，党参15g，当归15g。10剂。

6月20日二诊：空腹血糖6.7mmol/L，服药后右下肢关节疼痛明显缓解，左下肢仍然剧痛，尤以阴天下雨时其痛更剧烈。自诉晨起时有少量眼屎，大便虽通而仍不畅，食欲有所好转。视其舌面干而有裂纹。上方合黄师经验方四味健步汤，加石斛30g，怀牛膝30g，丹参15g（芍药已有）。

6月21日三诊：服药后，双腿剧痛，大便仍干结难下。改方用桂枝芍药知母汤。

桂枝20g，白芍20g，甘草10g，麻黄6g，制附子15g，白术

30g，知母 15g，防风 15g，干姜 10g，红枣 20g。

6月25四诊：上方服药后，其病不轻反倒加剧，难以忍受，电话询问，令其续服勿疑，直至 6 月 23 日疼痛才大幅缓解。患者大便每日得解通畅，胃口亦开，自我感觉良好。效不更方，续服 7 剂。

7月2日五诊：疼痛继续缓解，但是感到最痛苦的是大便干结。上方加当归 15g，肉苁蓉 20g，炒火麻仁 20g，7 剂。

7月9日六诊：大便虽畅，但其下肢之痛仍时轻时重，特别是近几日又有卷土重来之势。考虑再三，予芍药甘草附子汤合桂枝新加汤加味。

桂枝 20g，党参 20g，白芍 60g，当归 20g，生姜 20g，制附子 20g，甘草 20g，木瓜 15g，怀牛膝 40g，鸡血藤 90g，红枣 30g。7 剂。

7月18日七诊：服药后疼痛消失，只是大便仍然不畅。上方怀牛膝加至 50g，20 剂，隔日 1 剂，以资巩固。

【体悟】

此患者年高体瘦而病久，据其疾病谱及体型，考虑为桂枝体质切入治疗（桂枝剂强壮机体功能，并可调整和改善血液循环）。先用参归建中得效，后入四味健步其痛不效反剧，方知其人虽瘦而整体体质却偏阴寒，故考虑以温养和温通为主干方可把控全局。

整个治疗过程紧紧围绕体质用药，虽数易其方，屡战屡败而又屡败屡战，最终获得满意疗效。其中用桂芍知母汤后虽然暂时见效，但终因方中有麻黄而与患者体质不合，使疗效不能持久稳定。

于此也可反证仲景"桂枝本为解肌，发热而汗不出者不可与之也，常须知此勿令误也"之训的正确性，更可佐证黄师所倡导的体质学说的正确性与临床实际指导的可操作性和可重复性!

㊹ 腹胀病案

徐某，女，49岁，身高164cm，体重71kg。2019年4月11日初诊。

主诉：每天下午即觉腹大胀满不适，但是并不影响进食。17年前患甲亢而服用 ^{131} 碘后导致甲减，一直服用优甲乐至今，每天服用1.5片。体重渐增，怕冷疲劳，面黄，舌淡，腹大按之松软，下腹疼痛。

处方（中药颗粒剂）：真武汤1.5g，当归芍药散3g，香附0.5g，麦芽1g。

2019年4月27日二诊：腹胀明显好转，但是仍便溏手冷，下腹疼痛好转。效不更方。

处方（中药颗粒剂）：真武汤2g，当归芍药散3g，香附0.5g，麦芽0.5g。

患者服药后电话告知，这次服药后咽喉干痛明显。嘱其用量减为1/3继续服用，10天剂量服用1个月。

2019年5月6日三诊：上方按1/3剂量服用后未再出现咽痛，腹胀不适感消失，就诊前日进食油腻食物后又出现腹部不适，程度较轻，仍有疲劳感，双侧腘窝部疼痛。

处方（中药颗粒剂）：真武汤 1.5g，防己黄芪汤 1.5g，葛根1g，怀牛膝 0.5g，木瓜 0.5g，当归芍药散 1g。

2019 年 6 月 15 日四诊：体重增加，面部浮肿。

处方（中药颗粒剂）：真武汤 2g，桂枝茯苓丸 2g，怀牛膝 1g，车前子 1g。

2019 年 7 月 11 日五诊：上方服用后症状基本消失，之前每次经后头昏欲卧，现在已经没有这些症状，经前乳房胀痛也无。嘱其减少优甲乐的摄入剂量，续服中药巩固。

处方（中药颗粒剂）：真武汤 2g，桂枝茯苓丸 2g，怀牛膝 1g，车前子 1g。

【体悟】

（1）甲亢临床妇女多见，甲亢可疗，甲减难医，特别是服用了 131 碘，彻底破坏了甲状腺功能后，要复其形质，难也。西医把甲亢治成甲减，然后再长期服用甲状腺素片，似乎已成治疗的定势，这种矫枉过正的治疗在西医中屡见不鲜。中医治疗甲亢以平为期，如果辨证准确，其效果是不错的，并且没有变成甲减之过，常用方剂有炙甘草汤、半夏厚朴汤合桂甘龙牡汤、柴胡加龙牡汤、加味逍遥散、甘草泻心汤、参苓白术散、小柴白汤加龙牡、抑肝散加陈皮、半夏，以及炙甘草汤，而对于甲亢性凸眼，炙甘草汤几乎成了专方，如果没有禁忌证，都可以考虑服用。

甲减是甲状腺功能的衰退，内脏器官的动能也处于失速减慢的态势，本案例中患者的腹胀即属于胃肠蠕动减慢，水肿属于水液代谢减慢，于是辅以黄芪剂、附子剂，方向调整了，改善状态的效果不错。但是甲状腺被放射性 ^{131}碘彻底破坏了，要恢复其功能是不可能的。所以每每看到西医很轻易地就决定对患者做这种放射性治疗，我内心每每不忍，这种治疗应该是到万不得已时才用的，学医者，能不慎乎！

（2）本案在初诊服药后出现咽中干痛颇剧，当时患者电话询问语气颇为急切，幸而笔者胸有定见，相信所处之方的正确性，没有予以改弦更张而让其坚持续服，只不过减少服用剂量。虽然当时患者还有疑虑，但她根据我笃定自信的语气还是配合继续服用原方，而从接下来的治疗结果来看，也证明了这种坚持和配合的正确性。笔者想要说的是，作为医者在临床诊病时一定要做到不忽于细，必谨于微，通过整体把握和全面分析，再加细致的方证鉴别以及对体质、疾病谱等工作的逐步深入，经过层层筛选和排除之后的处方常常是较为精准的，纵然用药中出现一些无法预知的问题或现象，亦可以做到处变不惊，从而给予客观冷静而且较为正确的应对或处理措施。假如我们没有能够在前期做好上述的细致工作，当出现一些突发状况时，则常会导致轻易改变最初的既定方针或无法继续贯彻和跟进治疗方案，以致与疗效失之交臂，这样实在是非常可惜的事情。

㊺ 一则体质辨证的小案

——黄师"方-病-人"三角，多维对焦屡建功

陈某，女，17岁，身高160cm，体重37kg。2019年7月31日初诊。

朋友陈先生带其从北京回老家的侄女来求诊，诉两年来侄女苦于脘腹胀满，有时伴有绞痛，时轻时重，多次在京求医，反复不愈，今年6月在北京某医院曾被怀疑肠梗阻。

曾做过相关检查：①全消化道造影：胃滞留，胃动力不好，胃炎；②结肠镜：回肠末端淋巴滤泡增生症，慢性结肠炎；③腹平片：肠积气；④彩超：左附件区囊实性包块；⑤胃镜：慢性非萎缩性胃炎伴糜烂。

细细观察其侄女，体型瘦小，皮肤白，摸之偏湿。容易疲劳，经常头晕，动则易汗出，纳少少饥，每顿吃半碗左右，吃多胀满加重，有时伴有嗳气，口不干不苦，大便每天一次、质软不成条，月经正常。

腹薄软，心下及少腹按压不适。舌淡红，薄白苔；脉细软。

从体质入手考虑患者属于桂枝体质，没有腹痛、便干，不选用小建中汤，而用桂枝汤加味；体瘦、脉细软、心下不适（心下痞）、

食欲不振，用人参（野山参），起所谓的补气健脾之功；辅以麦芽疏调肝胃之气而助运转。

处方：桂枝汤 4.0g，麦芽 1.0g（中药颗粒剂），1 日 2 次；野山参（中药饮片）10g，煎水，3 天量。

2019 年 8 月 3 日二诊：诉服药后精神好，头不晕，脘腹胀满明显减轻，但每天早上和晚上有两次胃微痛、半个小时左右缓解，便软，舌脉未变。

处方：桂枝汤 4.0g，麦芽 1.0g，枳实 0.7g，干姜 0.3g（中药颗粒剂），1 日 2 次；野山参（中药饮片）10g，煎水，7 天量。

2019 年 8 月 10 日三诊：一周来脘腹偶尔发胀，或餐后微微隐痛，持续时间较短，大便成形。小女孩说药味比较好，喝了感觉很舒服。原方续服巩固。

处方：桂枝汤 4.0g，麦芽 1.0g，枳实 0.7g，干姜 0.3g（中药颗粒剂），1 日 2 次；野山参（中药饮片）10g，煎水，7 天量。

【体悟】

笔者在实际临床工作中体会到，作为一名医者，如何能够取得患者的高度信任和认可呢？唯一的答案就只有两个字：疗效！而取得疗效的关键是什么呢？那就是精准用方，而如何做到精准用方呢？据笔者数十年学习总结、实践验证发现，只有黄煌老师所提出的"方－病－人"经方医学辨证思维可以完美地使我们达到这一目的！然而如何真正地把黄煌老师的"方－病－人"思维体系落实到实际诊疗中呢？我们提出了"三步多维精准用经方"的法则。所谓三步，就是一调、二校、三审查，宛如使用狙击步枪一般。其中"一调"，就是通过对患者体型体貌特征的观察和了解，以人测药（药证）初步确立主药，然后据此药证而推及此药类方；"二校"，就是校正，即在上述基础之上进行该类类方方证的鉴别，中间要应用药证互测思维、方路方链思维、疾病谱思维、年龄段思维层层排除、筛选而最终确定处方；"三审查"，即审查是否需要增减药味，是否需要调整方中药物比例，是否需要合方，以及是否需要调整先后用方次序等策略，还有未来可能的转接方案乃至疾病未来的预后转归和发展方向，并包括患者平时需要注意的饮食等生活习惯方面的适当调整等。这样三维聚焦，容易提高用方的精准度，进而提高临床疗效。

如同本案，患者体瘦而有消化道疾病，没有热象，首先考虑桂枝类方，桂枝类方中，因为患者无腹痛则舍弃小建中汤，这就是方证鉴别。加枳实、干姜有橘枳姜汤意，但因为患者太瘦弱，故理气药陈皮弃而不用，而加人参补虚。整个用药用方，就贯彻了上述"三步多维精准用经方"法则，疗效令人满意。

46 梦交案

————子不语怪力乱神，身心互维终有因

患者，女，30岁，身高158cm，体重55kg。2012年12月30日初诊。

患者肤白，圆脸，大眼睛，双眼皮，说话语速快，性格较急，既往体健无异常。

主诉：梦交一月余，每天晚上均有发作，不仅如此，还在睡梦中发出靡靡之音，吵扰同宿舍女生，其本人也非常难堪，但次日精神并不受影响。饮食、二便无异常。痛经，月经量少、色暗有血块，经期乳房胀；轻度痔疮，有脚气，晨起有眼屎。患者因比较难为情不肯就诊，上述为电话问诊（此案全程均为电话问诊）。

当时初步判断患者为比较典型的火半夏体质，兼有瘀血证（把梦交一证延伸理解为如狂，同时痛经色暗有血块为瘀血之佐证），故采用联合方组法，用半夏剂调体，用八味活血汤合桂枝茯苓丸加大黄治瘀。

处方一：八味活血汤合方桂枝茯苓丸加大黄。

柴胡15g，枳壳15g，赤芍15g，甘草5g，当归12g，川芎15g，桃仁15g，红花6g，制大黄5g，桂枝10g，茯苓15g，牡丹皮 15g。

处方二：黄连温胆汤、半夏厚朴汤、栀子厚朴汤合方加枣仁方。

法半夏 20g，厚朴 12g，苏梗 12g，茯苓 20g，栀子 12g，枳壳 12g，竹茹 10g，陈皮 12g，甘草 6g，干姜 5g，黄连 5g，枣仁 30g。

各 5 剂，轮流服用。

2013 年 1 月 10 日二诊：患者述上药服后睡梦中不再发出靡靡之音，室友已不受其吵扰。服完药后，月经恰至，不再痛经。效果确切，但仍然有梦交。效不更方，轻微调整。

处方一：八味活血汤合桂枝茯苓丸加大黄，剂量如前。

处方二：同前，剂量不变，唯加龙骨、牡蛎各 30g。

各 5 剂，依然交替服用。

1 月 21 日三诊：患者电话反馈，梦交已无。最后两包药未吃完，经室友劝说才继续服用。

【体悟】

《聊斋志异》小说中有类似的情节，狐仙幻化夜入眠中与人交欢等，想来中国人确实很有想象力，有些患者可能会借助某些"大仙"、"大神"为患者解围，所以唐代的医疗机构就设有"祝由科"。

中医始终认为，身体的不平衡会影响心理，心理的不健康反过来也会影响身体。不是有"思伤脾，怒伤肝……"之说吗？同样，脾胃有问题的人也容易多思多虑，这叫作互为因果。患者在向本人电话就诊之前，其室友曾给她买安神补脑液、安定等药物，丝毫无效。梦交一证自古有之，《伤寒》《金匮》也有论及，此案再次体现了经方的魅力。

二诊时加龙骨、牡蛎，是考虑到桂枝加龙牡汤、柴胡加龙牡汤二方的条文中都有"谵语"之症状，本人尝试性地拓展对应到此患者说梦话一症，加之传统经验认为龙牡有安魂定魄之作用（张锡纯经验），故用之。

㊼ 长期低热案

——山重水复疑无路，柳暗花明又一村

患者，男性，64 岁。2011 年 9 月初诊。

患者体重略胖，项背肌厚实，面色黄暗，诉低热 2 年余。在多家诊所及医院检查无阳性发现，中、西药并用亦无疗效可言，花费逾万元，苦闷忧虑之情溢于言表。询其素来健康少疾，眠、食、二便均正常，舌、脉亦无特殊，只是按其腹部及两胁充实有抵力而已。问其是否有疲劳感，谓不发热时一切正常。但每于体温升高则觉头昏项强，体温始终徘徊在 36.9～38℃，恶寒感不明显，夜间反而温度不高。询其由来，自述于一次感冒后高热，遂至西医处输液，一周后即如此。

处方：八味活血汤加葛根 30g，9 剂，用 3/2 服法，即服 3 天停 2 天。

柴胡 15g，白芍 15g，枳壳 10g，生甘草 5g，当归 15g，川芎 10g，桃仁 10g，红花 10g，葛根 30g。

半个月后电话反馈，药后低热已退，无不适。

【体悟】

作为一名中医，不仅要给患者一张自己觉得满意的处方，而且

还要关注患者方方面面的感受。看黄师用药，在用半夏厚朴汤时为什么用苏梗不用苏叶？原来是因为苏叶煎出的汤液颜色不如苏梗。我们知道，半夏厚朴汤所适用的患者大多为半夏体质，敏感多疑，而注意药液颜色的优劣正是体现了医者对患者全方位或是尽可能的关爱，而吃3天停2天或吃2天停3天等服药方法更是让患者感受到吃药原来可以这样轻松，或者说可以起到一种暗示作用，即我的病应该是不那么严重的，不然的话医生给我的服药方式也不会如此轻松啊！这种轻松的感觉恰恰也是很多方药都无法达到的终极目的，也从另一个侧面体现了"医在药外""药在医中"的思想。

曾读《范文甫专辑》"暑温"案："患暑温半月有余，前医错用大剂寒凉，非但邪不透达，反而深陷于里，身热如火，神志不清，脉数而弦洪，三部直行，热极之据；舌苔黄腻而舌底红鲜亦是热极之征。此候死固多也，但治之得当，亦有活者。救人之心，人皆有之，惟病势过于险重，不得不交代明白。"范老用解毒活血汤（即血府逐瘀汤去桔梗、牛膝加葛根、连翘）为主打方，据证合入调胃承气汤再加藿香，只三诊即获痊愈。

此案给我留下印象较深的不只是选方，更有方后的一段按语："或问曰：此证热极，不用寒凉之剂何也？譬之炭火甚炽于一盆，用冷水浇之，火非不熄，热气上乘，肺先受之，肺不堪受此熏灼，则肺先死，不可救矣。此方如铁锹一把，将火拨开，热势不聚于一处，后可缓缓透达而熄之，其意如此。"寥寥数语最为绝妙高论。反观目前临床实际，医者一见发热莫不寒凉兼备，西医抗生素联用，中医也是清热解毒，一派凉遏，难怪这么多久治不愈的低热患者欲求医而无门了！

48 头昏失眠、胸闷恶心案

——横看成岭侧成峰，总体把握方能中

患者，女性，40 岁。2011 年 8 月 5 日初诊。

患者体型中等略胖，面黄暗。近日来由于天气炎热，加之辛苦疲劳过度，渐觉头部昏沉不适，连续数晚失眠，胸闷气短，恶心纳呆，咽痛，口苦口干，心烦莫名，舌面偏干，脉弦而略数。

处方：柴芩温胆汤合枳术丸方加减。

柴胡 15g，黄芩 12g，姜半夏 15g，陈皮 20g，竹茹 10g，枳壳 20g，甘草 5g，龙骨 20g，牡蛎 20g，枳实 12g，茯苓 15g，白术 12g，射干 12g，鸡内金 10g，炒谷芽、炒麦芽各 30g。2 剂。

嘱以生姜、红枣为引。当时我还很有把握地告诉患者，此方服之即效。

8 月 6 日二诊：患者今日来告，昨药服后分毫无效！且自购吗丁啉片，每次口服 2 片，连服 2 次，依然恶心欲呕不止，时欲吐水，全不思纳，头昏头痛，但并无汗出现象。

询其口苦口干依然，追问之，却完全不欲饮水，稍饮之即觉胃中痞满不舒。余恍悟曰："得之矣！"毅然令其停服昨方，处以苓桂术甘汤合二陈汤、吴茱萸汤，2 剂。嘱其可少量多次频服。

茯苓 30g，桂枝 15g，苍术 15g，炒甘草 5g，陈皮 20g，姜半夏 20g，红人参 10g，吴茱萸 10g，生姜 30g，红枣 20g。

8月17日三诊：患者特来告知，上方服之极苦，但服后效果极佳，药进1剂，即觉心中大安，头昏头痛即缓；2剂尽，诸症即若失矣。现在已无不适。

【体悟】

初诊，患者口干口苦，舌面偏干，这种舌质的局部现象，很难让医生往水饮为患的方向去考虑，而易被其睡眠不佳，以及胃纳不香等其他症状所抓住，故用柴芩温胆汤合枳术丸从常规思维来讲似乎没有错误，但药后的效果却是差强人意。不得不重新审视，方才发现是自己不知不觉之间陷入了常规性的思维定式，以至于未能细致诊察，方有此败！

此病本为小疾，惭愧的是首诊时太过注重患者表面现象，用常规思维处方用药，以至于一败涂地，幸而迷途知返，根据其头痛头昏、失眠、恶心乃为"上冲"之证，胸闷、饮水后胃脘不舒乃心下逆满之证，而"心下逆满，气上冲胸"乃苓桂术甘汤证，"干呕，吐涎沫，呕而胸满"又为吴茱萸汤证，故用二方合法，更加陈皮入其间，等于再合二陈汤，一方中的，果获佳效，经方之神捷，有如此者！

所以我们讲临证时四诊要合参，整体永远大于局部，不要过分强调局部的指征，不要神化脉诊，一定要综合考量，"能合色脉可以万全"。

49 癫痫案

——有方有守心中有定见，知常达变实践出真知

患者，男，23岁，身高170cm，体重68kg。2018年8月2日初诊。

主诉：癫痫。半岁时因高热而发作过一次，10岁时因阑尾炎输液又发作一次，随后就发现有时在干活时会站在原地不停地说话而别人听不懂他说什么；有时走路期间会不知不觉行走缓慢，全身发硬，持续十几秒，并且意识丧失，醒来以后不知道自己都做了什么，乏力困倦想睡觉。现服药拉莫三嗪、桂芍镇痫片、丙戊酸钠片。

患者自我感觉头脑不清醒，整天如做梦，晕晕沉沉，总想让别人打他一顿，或敲敲头使之清醒，因头脑不清而烦，晚上出门总感觉后面有人跟踪，恐惧感明显。吃饭挑食，爱出汗，怕热，二便正常。

体诊：皮肤黑有光泽，身体结实；舌质淡紫有齿痕，舌中间苔白稍厚；咽不红；腹部硬，有抵抗；脉细数。

处方：柴胡加龙骨牡蛎汤合栀子厚朴汤加桃仁、牡丹皮。

2018年10月2日二诊：初诊效果很好，头脑清醒，癫痫1个

月中只发作了一次。患者要求不停药，继续服用。

柴胡龙骨牡蛎汤 10g（超微中药颗粒），栀子 15g，厚朴 15g，枳壳 15g，桃仁 10g，牡丹皮 10g。

2018 年 10 月 11 日三诊：上方服用半个月后头脑清醒，但出现发病后持续的时间长了。原方去桃仁、牡丹皮，加钩藤、磁石各 20g，续服。至今已服用 40 天，头醒清醒，其他不适症状已无。

【体悟】

（1）本例患者的治疗只能说是有效，因为临床经验告诉我们，癫痫的疗程是较为漫长的，需要相当一段时间进行后期或远期疗效的观察，以及治疗的持续跟进方可判断是否真正治愈。本例患者用药时间较短，虽然取得了一定的效果，但也只能算作有效，离治愈还有相当的距离。尽管如此，我们也可以从这个近期的疗效中再次验证柴胡加龙骨牡蛎汤治疗此病的有效性及可重复性。

（2）临床上，一些患者在用药有效之后，有时突然会出现症状发作比之前严重，这个类似于战汗，可以认为是人体的正气向外激发的一种反应，我们不要轻易地改变已经有效的治疗方案，否则会功败垂成。战汗往往发生于一些正气比较虚弱的情况下，或者说虽然这个人本身身体并不虚弱，但由于长期的治疗或是久病导致身体功能状态下降，当遇到药物的帮助乃至正气的恢复以及激发之下出现一系列比较剧烈的反应。而且我们还会发现，有一些患者在慢性病调理到效果非常好的时候或者马上要痊愈的时候，会突然出现如感冒、发热、流鼻涕，或者像是鼻炎犯了等类似过敏的症状，这个时候大家千万不要方寸大乱。第一不要随便改变原来的治疗计划，第二可以暂停原来的方药，给予适当温和的解表药物，比如说荆芥、防风、紫苏、白芷、川芎、葛根等。当然如果情况允许，也可以用麻黄、桂枝，总之是帮助其往外解散，解散并正确引导之后，我们会发现很多原来特别严重的疾病痊愈了，这个非常像中医所说的由里出表。这个现象我们要引起注意，不要误认为是用药不对。大家可以思考一下，如果用药不对，那开始肯定是没有效果的，既然原来有效，为什么会突然出现这个表现呢？我认为这个不是坏事而恰恰是好现象。当然也不能说我这样一讲大家就认为所有的不舒服都是好现象，还是应根据患者的整体情况进行综合分析和判断。我们要看三点：第一，是否影响吃饭；第二，是否影响睡眠；第三，是否影响大小便。这是人体健康的三大基础，也是人维持生命体征代谢的三大基础，在这三大基础都比较稳固的情况下，患者又没有心慌、头晕等不适，这时我们就心中有数了，出现的任何反应都应该不是坏的反应。假如说有影响，比如特别是不能吃饭了，或者是不能排大小便了，已经影响睡眠了，那么我们就要分析一下究竟是哪个环节出了问题。

总之，我们既不要随便改变初衷，又要随时搞清楚患者的具体情况，在很好地把握患者病理生理态势的基础上制订出准确的诊治方案。

50 多病调体案

——分兵击敌可避掣肘，各有专攻疗效倍增

王某，女，62岁。体偏胖，面黄暗，浮肿貌。

患者既往有慢性支气管炎30年，糖尿病9年，高血压病20多年，一直用西药控制。胸闷、呼吸困难，重力劳动时加剧，反反复复，加重时喷气雾剂可缓解；时易咳嗽，痰少色白质中；疲乏感，时易头晕，失眠，焦虑明显，有饥饿感，想食甜食，大便可，小便频多（小便不利）；夏天出汗很多，口无干苦，小腿晚上常易抽筋。

舌暗红，苔白厚稍腻；脉稍沉力差。腹诊：腹大肉软抵力差。腿诊：肌少肉松肤稍干。

处方（本案用药都为中药超微颗粒）：第一天早上服小柴胡汤合半夏厚朴汤加荆芥、防风（激素依赖性哮喘好方），5g；晚上服桂枝茯苓丸加丹参、川芎，5g。第二天早晚服真武汤加黄芪、党参、肉桂，5g。

交替服用20多天。

复诊：血糖、血压稳定，痰喘轻，面浮肿减轻，气色好，舌色较前红活，苔明显见消，患者自我感觉挺好。

【体悟】

（1）考虑参芪真武汤加肉桂方。真武汤加参，乃与附子汤合方之意，刚柔并济；芪、桂、芍并用，有芪桂五物汤意，既助推运，又化血痹。考察该患者指征：①老年女性加面色黄暗加浮肿貌；②胸闷气喘动则加甚；③腹肌松软无抵力，脉沉无力再加上疾病谱、病程以及无明显热象。以上均是真武汤证。

叶天士在运用真武汤时常去白术加人参，用逍遥散时也去白术加香附或桂枝，他是嫌白术太过呆钝，而擅长用通补灵动之品，时时刻刻注意气机的流通，值得我们深思学习。某些中医经常强调原方原量，不加不减，其实仲景在《伤寒论》里，无处不在教育我们要"观其脉证，知犯何逆，随证治之"，而且方后附了许多加减。当然我们的加减都是有目的的加减，我也反对随意拟方、随意加减的做法，两种极端都是不可取的。

（2）对于疾病的处理方法，历代先贤摸索出了诸多的思路，要么单刀直入，要么分进合击，要么上下交病而治其中，要么血病治气，以及调体调神、调免疫等等，不一而足，可以说是异彩纷呈。但是作为后学的我们，应该如何学习和传承这些先贤们的宝贵经验并且将之灵活而且精准地加以应用呢？那还是要具体问题具体分析，根据患病个体体质及具体病情而予以分别对待。比如一个体质素来较差或胃肠功能本来就较弱的患者，如果我们只顾对病对症而忽略其体质偏弱这个关键点，常常无法达到预期疗效，甚至无效；而如果我们紧紧围绕这个关键点去做文章，却往往可以取得令人鼓舞和意想不到的疗效。这是笔者和诸多同道经过长期、无数次的观察、验证得来的，希望能够引起广大同道的注意，不为别的，只为保障我们的中医疗效。

🔳 胸背痛案

——疼痛不全因瘀血，调神化痰止痛强

刘某，男，55岁。2010年4月19日初诊。

患者自述于2周前的一个晚上，坐在一辆货车顶上途经一拱桥的隧道时，司机一时判断失误竟然忘记超高载的货车上面还睡着一个人，当时患者由于劳累过度，已然在睡梦之中，随着车辆在隧道内强行通过，患者因一阵剧痛惊醒，其项背部由于扭曲过度而有轻度的刮擦性外伤，次日即觉项背部及前胸部疼痛颇剧，遂至当地诊所就诊，给予消炎活血类中、西药物等治疗一周余（具体用药不详），胸背部之疼痛依然未获缓解，经人介绍乃转诊于余。

询其素来身体健壮少疾，察其体中偏胖，面部、结膜均有充血发红，平素嗜酒。刻下述第1～4胸椎每于晨起时疼痛难忍，而起床活动后却可稍缓，经CT、X线等检查无阳性发现，排除器质性病变可能。由于久治不愈以致患者心烦急躁，现在提及当时的经过仍心有余悸，且最近睡觉总做噩梦，自觉口苦，饮食可，二便正常。舌苔厚稍黄微腻，脉滑略数、按之有力。

处方：温胆汤合栀子厚朴汤、葛根芩连汤。

葛根40g，黄芩10g，黄连6g，姜半夏20g，陈皮15g，茯苓

20g，竹茹 10g，枳壳 20g，栀子 15g，厚朴 15g，薏苡仁 30g，5剂。嘱以姜、枣为引。

2010 年 4 月 24 日二诊：服上方悸定惊安，但夜寐仍不像平常那样踏实；局部之疼痛大减半强，且疼痛之面积已缩小至偏右侧肩胛至右臂一线部，仍于晨起时较为明显。上方去栀子、厚朴，葛根加量至 60g（缓解肌肉痉挛，改善局部供血），再加川芎 12g、白芥子 10g，续进 5 剂。愈。

【体悟】

温胆汤，黄煌老师谓其治疗所谓的 PTSD，即创伤后应激障碍综合征。患者时逢大难，事后脑海里闪现这一幕，心里确实会留下阴影。黄煌老师讲，温胆汤是一块心灵的橡皮擦，能擦去创伤在心中留下的痕迹，如此比喻令人印象深刻，加之患者舌苔厚腻也符合温胆汤的药证。所谓的疼痛，有身体的因素，有心理神经的因素，医者不可不察，试想如果一个人精神紧张，势必加重局部肌肉紧张，也会让痛阈下降。葛根芩连汤针对患者平时爱喝酒，营养丰富，面色红，舌苔厚腻，口渴心烦；黄芩、黄连减轻大脑充血，温胆汤解决受过惊吓的状态；营养丰富体型亦即所谓的肥人多痰，加之健壮符合半夏体质；栀子除烦，厚朴、枳实减轻腹内压，腹内压减轻了，胸膈以上自然松快，有很好的止痛协同作用，没有陷入"不通则痛，痛则不通"的惯性思维中。如此治疗，与传统教科书的治疗方案大相径庭，但仔细斟酌品味，其处方立意，可谓棋高一招。

52 高龄重病调体案 2 则

——苟利患者关生死，岂因难易趋避之

案 1：90 岁高龄的曾姓老太太，身高 150cm，体重 60kg。

主诉：反复双下肢浮肿，伴气喘腹胀，每次发作后即影响进食，服用氨茶碱及氢氯噻嗪后即可马上缓解，过一段时间再次复发，如此反复多年。

观其面色较暗，没有光泽，目前正在发作，腹胀纳呆，下肢轻度浮肿，舌暗，脉平，腹力中等，有抵抗但无压痛，心下部位按之不适。其女儿此前因高血压、高血脂伴不明原因胸痛 20 年经笔者用调血、调水的方法断续治疗 1 年余而得痊愈，所以特别信任笔者，此次病发坚持不再服用西药而来求中医治疗。

处方（中药颗粒剂）：木防己汤、半夏厚朴汤各 1g，苏子、桑皮、杏仁各 0.5g（气、水），桂枝茯苓丸 1g，当归、川芎、丹参各 0.5g（血），每天 2 次，饭后服用，每次 6g，10 天剂量。

药后当天晚上腹中鸣响不停，天明时分矢气连连，腹胀顿松，10 天药尽，下肢浮肿较前大缓，尤可喜者，此次未再服用西药。嘱以原方续服 1 个月。

月余后症状消失，无复发和不适，要求再予巩固。仍给予原方每天服 1 次巩固即可。

案 2：患者，女，81 岁，广东梅州人，身高 160cm，体重 40kg。2018 年 5 月初诊。

患者因高血压、糖尿病肾病等导致心衰、肾功能不全，出现心包积液、腹水等危象，在医院治疗半年余（其实很早家人即劝其考虑用中医药调理一下，但其本人极其不相信中医，非要坚持住院治疗），病情呈持续性加重，院方多次下达病危通知并表示再无良策，无奈只好返家等待就木而已。因其外孙女婿与笔者相识，特别来电请余赴其家看诊，以求聊尽孝意。

当时患者蜷缩于病榻，不饥不食不便，每天依靠输一些营养液而维持。诊见腹及下肢均有浮肿，精神极度萎靡，脉细微无力略数，上腹扁平，腹肌按之似有抵抗或压痛（因患者当时不能讲话，只是通过观察其面部表情推测）。笔者当时认为病情极为危重，勉强拟方。

处方（中药颗粒剂）：六君子汤 4g，真武汤 1g，早上服；柴苓汤 4g，分消汤 1g，中午服；黄芪桂枝五物汤、桂枝茯苓丸各 1.5g，石斛 1g、丹参、怀牛膝各 0.5g，晚上服。

当时只开了 5 天剂量，孰料 5 天后患者病情明显改善，特别是能够进食了，于是效不更方，原方续服，连续服用一年许，至今身体正常，生活可以自理，还能自行外出去公园活动。

【体悟】

上述两例患者的共同点是均为高龄女性，笔者均采取调理气、血、水的选方用药思路予以治疗，最终的疗效亦属满意，虽然各自选用的方药不同，但其处方思路相同。相对来讲，第 1 例老人的病情较为轻浅，虽然病程较久，但其一直没能得到正确的治疗所以导致迁延日久，诊查发现这位老人的身体素质还是比较好的，通过对其整体状态的把握，其体型中等偏胖，所以紧紧围绕"胖人多痰多湿"这个点位，在选方时用半夏厚朴汤调气作为切入点。而木防己汤的选择则是根据患者面色较暗又加喘满，比较符合《金匮要略》的原文精神；加入桑皮、苏子、生姜（半夏厚朴汤中有生姜）乃是学习日本汉方医家的用方经验，他们在处理类似临床问题时常用木防己汤加苏子、桑皮、生姜；合方桂枝茯苓丸加当归、川芎、丹参是学习黄煌老师用此方治疗肺动脉高压、肺气肿、哮喘等屡用屡效的成功经验。之所以又加入杏仁有两个用意：一是借取茯苓杏仁甘草汤意，该方原治"胸痹胸中气塞短气"者，此处合方中桂枝茯苓丸中已有茯苓，不用甘草，乃是因为此患者偏胖且又喘满腹胀之故；二是学习仲景桂枝加厚朴杏子汤之意，而且我们发现，仲景在处理此类问题时，往往都应用厚朴、杏仁这个组合，除了上述的桂枝加厚朴杏子汤外，厚朴麻黄汤中同样有此药组的身影，而且杏仁、苏子的加入可以增强半夏厚朴汤降气化痰平喘的力量，从而达到孙思邈所谓"重复用药，药乃有力"的目的。木防己汤中的石膏则可帮助清除机体特别是在胃肠道留滞的酸性代谢垃圾；而防己可以促进下肢静脉以及淋巴的回流，从而间接地减轻心脏后负荷，也就可以促进心肺乃至胃肠功能的恢复和振作；方中人参的加入，乃是在大队的行气（调整功能、排除障碍）、活血（改善和促进循环）的药物中作为后续梯队，防止过度攻伐之后，反过来再导致对机体正气的伤害和损耗。这里可能会使人产生一个疑问：人参在此会不会掣行气活血、降气利水之肘呢？答案是：我们的先辈非常有智慧，因为大凡行气、活血、利水、化痰等药物发挥疗效相对于人参、黄芪类滋补类药物来说均较为迅速，但疗效发挥得快，其效用消失相对来说也会较快，即在同一个配方当中，前者可以迅速发挥其疗效，而待其效果得以发挥之后，参、芪类此时恰可释放、发挥其补养强壮的作用，所以看似矛盾，其中却是大有学问的。大家看《伤寒论》第66条厚朴生姜半夏甘草人参汤的组合，其配伍和用药的剂量比例无不与此思路一一吻合，而其中应对病情之标本缓急之从容、思路手法之精妙无不令人拍案叫绝。类似这样的学问，如果我们认真阅读仲景著作并加以实践验证和深入思考的话，可以说是随处可见的。

第2例患者的病情较为严重，笔者当时诊断完毕之后也踌躇再三，实在觉得希望渺茫，但是看到患者家属那充满期盼和无奈的目光，令我感到没有理由轻言放弃，虽然选方用药的思路依然离不开调气、调血、调水，但其具体用方时还是学习了传统中医的先、后天理论，即把脾、肾阳气的振作作为第一切入点，想办法让患者可以进食使其成为有粮之师。六君子汤乃是笔者在临床上运用极广的一张效方，此方中正平和而照顾周到，于平淡中见神奇，于和缓中见大功；而真武汤温阳利水，振奋下焦阳动力，且可帮助排除积水，促进水液代谢，可谓标本兼顾。之所以早上服用此合方乃是利用人体"平旦而人气生"，即机体的原动力于早晨时分开始升动，用上述二方可以达到因势利导、顺势而为的目的。

中午之所以用柴胡剂，乃是学习近贤岳美中先生的经验。岳老认为子午二时乃阴阳二气之枢纽，而柴胡剂是和解少阳枢机之祖剂，在此时段内使用柴胡剂亦可谓丝丝入扣；而柴苓汤作为小柴胡汤与五苓散的组合在调节枢机的同时，还可调整机体水液代谢，在临床诸多疑难问题中每建奇功，比如该合方常常作为肿瘤患者放化疗后的体质调理用方，疗效肯定。分消汤出自《万病回春·卷三·鼓胀门》，该方由胃苓汤（即平胃散合五苓散）去桂枝、甘草，加木香、砂仁、香附、枳实、大腹皮、生姜、灯草而成，原治中满成鼓胀者，日本汉方医家如矢数道明、大冢敬节等常用此方治疗肝硬化腹水初期患者，每与小柴胡汤合方使用而屡屡建功，加之该方的组合与柴苓汤、柴平汤（小柴胡汤合平胃散的组合）具有方路、方链关系，移用于此可收增效互补之功。

那么为什么晚上要用到黄芪桂枝五物汤、桂枝茯苓丸、四味健步汤（丹参、石斛、怀牛膝、赤芍）这个组合呢？一是学习了黄师常常将此组合用于糖尿病肾病的治疗并且收到良好疗效，黄师常将桂枝茯苓丸比作中医的透析方；二是笔者认为当晚上时，机体的活动自然减少，血液循环比如流速、流量等均处于较低水平，恰恰利用这个矛盾焦点，我们完全可以对应以活血化瘀改善循环来解决这个病理生理矛盾，就可以达到扭转或者说是打破这种恶性的病理循环的中间链条，从而使其向有利于机体功能恢复的正面的良性循环去发展和运作。为什么又要加入黄芪剂呢？因为黄芪剂可以增加肌肉的张力，使血液循环的动力增强，而不至于后继缺乏动力导致局势出现僵化，反而不利于后期病情的治疗及机体功能的复原。

本例患者的疗效虽然还算是满意的（至笔者完成此医案文稿时，即治疗后的 2 年余，患者一直健康平稳），但这并不代表笔者的医术有多高明，而完全是取决于患者本身的身体素质及其自我的恢复能力，方药只不过是作为一种辅助和引导乃至起强壮的作用，最多是做了一定的外围性的协助工作而已，也就是说这个纯属个案体会，在这里提出来，仅供各位同道参考。如果大家能在临床中受到启发并有所验证，则吾心甚慰矣。

㊙ 胸痛病案

——增一分太肥减一分太瘦，中医处方用药仿如作画

李某，女性，48岁。2011年1月5日初诊。

主诉：胸部疼痛（在剑突上方胸骨柄部位）半年余。在县级多家医院检查治疗无效，心电图示"心肌缺血"及"轻度心功能不全"（原始检查单已遗失，由患者本人口述），曾服地奥心血康、丹参滴丸等中西成药，并服中药汤剂百余剂无果，其间还曾静滴一些活血化瘀、扩张血管的药物数个疗程，症状不轻反重，后经一病友介绍来就诊。

既往有糖尿病史5年，一直服用二甲双胍，血糖控制尚可；有慢性胆囊炎史，一遇情绪刺激及进食油腻食物右胁部即隐隐作痛，但不严重；另有慢性肠炎史，不敢进凉食，否则大便即如水泻，一日3~5次。

刻下：视其体中偏胖，面色红润，面部及下肢有轻度浮肿。近日来上火明显，口腔有多处溃疡、灼热疼痛，夜寐不安，食欲差，食后腹胀，心下按之充实但无疼痛，脉滑略数按之有力。

处方：四逆散合小陷胸汤合丹参饮加味。

柴胡12g，赤芍15g，枳实15g，黄连5g，瓜蒌皮15g，姜半

夏 15g，丹参 15g，檀香 10g，砂仁 10g，川芎 12g，制郁金 12g，苏梗 15g，丝瓜络 20g。3 剂。

1 月 7 日患者告知，服上药 2 剂疼痛即大缓，但今日感觉"提不上来气"，大脑也感觉昏昏沉沉的，精神不振。我诊其脉数明显，余无特殊。我忖度之为胸中大气下陷之故欤？即嘱其停服前药，予生黄芪 50g，水煎一大碗，频频分数次温服。次日患者诉症状缓解，觉得气能提上来了，仍以一味黄芪 50g，2 剂，继服。

1 月 10 日三诊：胸痛短气，今日又觉加重，因近日经营劳心、劳累过度之故也。食欲仍然很差，全不思纳，大便溏泻次频。处方：张锡纯先生理郁升陷汤合资生汤意加减。

生黄芪 50g，知母 10g，玄参 15g，当归 10g，桂枝 12g，柴胡 10g，制乳香、制没药各 10g，生山药 30g，炒白术 15g，生鸡内金 9g。2 剂。嘱此方可一日服完 2 剂。

1 月 11 日四诊：胸痛及气短均大减，今天疼痛只有 2 次，并且程度很轻，完全能够忍受，只是觉得药味很难闻，而且口干舌燥。仍予上方，玄参加至 20g，另加天花粉 20g，再进 2 剂。

1 月 14 日五诊：症状进一步缓解，故当从原意而踵进之。然其大便作泻且仍然全不思纳，另诉时有悲伤欲哭之感，遂予上方重用黄芪，合入甘麦大枣汤养其血、益其气、安其神而定其志；去当归之滑肠，加葛根之升清阳，不唯有止泻之功且可改善心、脑之血供，再加补骨脂益智、稳心、固便且可开太阴之滞。处方如下：

黄芪 60g，知母 12g，葛根 60g，桂枝 10g，柴胡 12g，制乳香、制没药各 10g，山药 30g，炒白术 15g，鸡内金 10g，玄参 20g，天花粉 20g，炒补骨脂 15g，生益智仁 10g，炙甘草 6g，红枣 30g，小麦 50g。3 剂。

1 月 18 日六诊：服上方食欲大开，今日早餐进食两个馒头，为半年来所从未有者，便泻亦止，但胸痛犹隐隐而作。为增效计于上方中加炒延胡索 20g、川芎 12g，再进 3 剂。

1 月 21 日七诊：我本以为服上方后当奏殊功，孰料患者今日来诊时诉服上方后胸痛不轻反重，要求仍服 1 月 14 日方（即去上次所加的川芎、延胡索二味之原方），2 剂。

服后疼痛竟完全消失，遂予此方 5 剂，以为巩固之计可也。直至 2011 年 2 月 10 日患者又至，诉服上药后全身整体感到舒适，头目清爽，面及下肢浮肿亦完全消失，血糖稳定，饮食及二便正常，惟仍觉有乏力感。嘱以黄芪 30g 打成粗末泡茶饮服，连续服用 1 个月，以观后效可也。

【体悟】

（1）首诊时过多注重局部而忽视整体，即只想到用四逆散调整其气机，用小陷胸对应其痰热的标象，用丹参饮治其疼痛，这样用药无异于西医的对抗疗法，从表面来看好像"丝丝入扣"，患者服药后疼痛也得到了暂时缓解，但接踵而至的气短、头昏则给了我当头棒喝！因为患者当时感觉到虽然疼痛大减，但气短、头昏所带来的痛苦从患者主观上来说并不亚于胸痛且有过之。这里请注意，药后虽有如许的负面作用，但其疼痛获缓也从一个侧面说明患者亦有气血郁滞的存在，只不过这并非其因而是其果罢了！那么真正的原因是什么呢？气虚无以推运之故耳。所幸我对于张锡纯先生的大气下陷之说颇为熟悉，而能迷途知返，重用一味黄芪而使病情峰回路转。

（2）我临床运用黄芪，在未学习黄煌老师的《张仲景50味药证》之前，是从传统中医的"气虚"来考虑的，与人参、甘草等补气药的使用大致相同，而在学习了黄师的著作之后，又每每以"汗出而肿，能食而无力"为用药准绳，因此在初诊时虽也注意到了患者有糖尿病史，且有面部及下肢的浮肿，但其食欲极度低下，同时又有慢性胆囊炎病史，而且其心下按之充实，还有食后腹胀、夜寐不安、口腔溃疡等诸多表现，都促使我选用了柴胡剂合黄连剂（现在看来：食欲之低下当与其心功能不全所导致的胃肠道充血、瘀血有关）。现在回过头来看，亦是属于太过注重局部的表现而忽视了对于全局和疾病谱的把握，也没有考虑到患者已经过前面诸多中、西医药的治疗，所谓的活血化瘀、行气等疗法前医不可能不用，但何以久治无功？当必有一隙未明，所谓于细微之处见精神者，此也！从此个案说明，用黄芪时不一定都有食欲很好，食欲不振时仍当考虑应用，或可说起码不应急着去排除使用黄芪。当然，关于这一点，还需进一步观察总结。这亦说明为医者辨证必须心细如发，不可轻易滑过一症。

（3）六诊时在选方已然奏效的前提下，本当守方而进，因有急功近利之思而加川芎、延胡索，事实证明这种随意地胡乱加味是行不通的，因为改变了原方中以补气而助推血运为中心思想的比例，从而导致症状不轻反重。再诊时，去掉了这两味"蛇足"之药后，又重新令患者看到了希望，也让我找回了自信，因为疗效是硬道理。这其中的教训的确值得深思和借鉴。

54 汗证案

——远程诊疗抓体质抓病机疗效不减，舍脉寻证依年龄依主证破迷开悟

林某，女，23岁，身高151cm，体重44kg。2017年9月2日初诊。

此患者是微信问诊。主诉：产后10天，二胎顺产，出汗多，偶尔会觉得酸痛，第一胎也是出汗多，一直到产后5个多月才恢复。现在产后10天，每天大汗淋漓，稍微热一些或者稍微活动，或者睡醒都是满身大汗，头和上身出汗比较多，身体摸上去是凉的，但是人又感觉很热，手汗脚汗。口干舌燥，喝水可以解渴，胃口可，就是不爱吃肉，吃肉反胃，睡眠可。第一胎坐完月子后怕风，天一冷关节处就酸痛，腰酸。

大便1天1次、成形、开始比较硬，后面软。

处方（中药颗粒剂）：柴胡桂枝干姜汤3g，桂枝汤、生脉饮各1.5g。30剂。

2017年9月19日二诊：患者服用半个月后，出汗多有改善，但是如果侧睡，会有单侧出汗的情况，出汗后身体冰凉，关节疼痛，脚底、脚心、脚趾头也偶尔会痛。

处方（中药颗粒剂）：柴胡桂枝干姜汤3g，桂枝汤1.5g，木防

己 1.5g。30 剂。

2017 年 10 月 28 日三诊：出汗大有好转，但还是稍微有出汗；脚底、手腕偶尔还会疼痛，后背肩胛骨位置时常有刺痛感，如果出汗没有及时更换衣服，后背肩胛骨位置疼痛会加重，胳膊感觉凉，不舒服。

处方（中药颗粒剂）：柴桂姜汤 2g，归芍散 2g，蠲痹汤 2g。30 剂。

【体悟】

远程诊疗在我的临床病例中，占据了一定的比例，这是"方－病－人"体系给予我的自信。这也可以在中医典籍中找到依据，所谓"望而知之谓之神，闻而知之谓之圣，问而知之谓之工，切而知之谓之巧"。其实慢性病的诊治，脉诊信息的参考价值并没有某些人所炫耀的那么大，《伤寒论》几百条条文里，论及脉象的仅占百分之十几，而且仲景屡屡告诫，还须鉴别，不能以脉象确定治疗思路，所谓"能合色脉可以万全"。

产后体虚，这是一个病理的判断，会出偏差的概率是不大的，寒热错杂、汗多体痛明显是桂枝证，如此一结合，采用柴胡桂枝干姜汤是必然的选择。柴胡桂枝干姜汤证与柴胡桂枝汤证如何鉴别？一语道破，即柴胡桂枝干姜汤证是比柴胡桂枝汤证更虚弱的一种状态。自编方歌云：柴桂姜蛎花草黄，胸满微结寒热往，渴而不呕尿不利，心烦失眠多头汗。

后诊中调整血水的归芍散、养血祛风止痛的蠲痹汤，都是针对患者产后体虚的选方。

⑤⑤ 柴桂姜汤解劳散合方治案 3 则

——柴桂姜汤解劳散，虚弱体质用之强

案1：陈某，男，34 岁，身高 170cm，体重 55kg。2019 年 12 月 28 日首诊。

患者自诉从 10 多岁起，因为哮喘每晚睡前必服氨茶碱 2 粒，否则胸闷憋气不能入睡，时有哮鸣音。

刻下：消瘦，皮肤油性，纳可，便溏。其职业是按摩店老板，习惯熬夜。腹直肌薄，舌裂纹，牙齿缺失若干，看其样子要比实际年龄老 10 岁。

处方：柴桂姜汤合解劳散。

柴胡 15g，桂枝 10g，天花粉 12g，干姜 9g，黄芩 7g，生牡蛎 12g（先煎），炙甘草 6g，白芍 10g，枳壳 10g，鳖甲 20g（先煎），茯苓 15。7 剂。

二诊：症状明显改善，已经不喘，大便不溏。开 14 天剂量的中药，建议第一周氨茶碱减为 1 粒，第二周减为半粒。后回访，已停氨茶碱，其病若失。多年的胃肠道疾病、大便稀溏也彻底消失。

【体悟】

有句俗语"名医不治喘",是说咳嗽哮喘,看似小病,却成因复杂,如果不能辨证准确、用药得当,效果往往差强人意,很多名医往往都在此病上栽跟头。

柴桂姜汤合解劳散,是近年来笔者总结出的一个调治慢性虚劳性体质的优秀组合方。患者体瘦显示津液不足;疾病迁延不愈,考虑柴胡剂;哮喘痼疾,没有咽喉充血、咽痛,可以用桂枝剂,加上体质较弱,大便稀溏,故选用柴桂姜汤。解劳散里有鳖甲,兼顾了形质病的问题,而柴桂姜汤偏向形气病。这样标本兼治,疗效是令人满意的。本案单刀直入,直接从体质入手,取得了令人意想不到的效果。

案2:释仁某,男,39岁,身高165cm,体重73kg,出家人。8月20日初诊。

主诉:咽痒,有异物感。患有慢性结肠炎,十二指肠溃疡、脓肿,糜烂性胃炎,胆囊炎摘除胆囊7年。体力透支时会耳鸣头晕,眼花;早上胃口不好,中午、晚上胃口尚可;不容易入睡,特别想睡却睡不着,一旦睡着了就不容易醒;大便每天1次、不成形,小便可、口干、口渴但不想喝水,咽红。腹诊有抵力。父亲有高血压、脑血栓。

处方(中药颗粒剂):柴胡桂枝干姜汤2g,四逆散1.5g,鳖甲0.5g,茯苓1g。

过了一周,患者反馈声音嘶哑,嘱其中午用半夏厚朴汤3g、响声破笛丸2g,原方仍早晚服用。

又过一周，患者反馈，用药 3 天声音复常，诸多症状也都有改善，不想继续吃药。

10 月 8 日二诊：患者外出半个月，出现胃痛而来诊。

咽喉不适好转，头晕、耳鸣、眼花改善；大便 1 天 2 次、有时成形有时不成形，和饮食是否规律有关；睡眠改善，但是最近多梦，大都是年轻时候的梦，容易入睡，睡醒无疲惫感；口不渴不干。这两天坐长途汽车，两顿饭没有吃，出现胃痛，饭后胀痛，饿的时候不痛。

处方（中药颗粒剂）：柴胡桂枝干姜汤 2g，四逆散 1.5g，鳖甲 0.5g，半夏厚朴汤 2g。30 剂。

服后患者感觉一切良好，无不适。

【体悟】

柴桂姜解劳散其实就是柴胡桂枝干姜汤与解劳散的一个合方。笔者把柴胡桂枝干姜汤理解为一张精神神经松弛剂和强壮调节剂，那么其所对应的机体功能状态就应该是一种本身物质基础不足而又产生了代偿性的过度亢奋，并兼有消化系统吸收不良的一个综合征。机体本身物质基础的不足或者是长期慢性的消耗性透支会导致患者产生疲劳感，而这种代偿性的虚性亢奋则会表现为失眠、耳鸣、心悸、多汗、口干口苦口渴。由于消耗而导致不足，由不足而导致需求增加，再由摄入过多而导致吸收不良，出现便溏甚至腹泻，这种状态常常使医者感受到其机体处于一种上部较为兴奋（充血）——黄芩、桂枝证，而下部较为抑制（缺血）——干姜证，中部又较为紧张（胸胁满微结）——柴胡、牡蛎证，同时又有资源、津液的不足（口干口渴）——天花粉证。较为有意思的是一味甘草所扮演的角色，既能协助桂枝治疗上部充血兴奋，又能协助柴胡解决中部紧张急迫，更能协助干姜帮助下部吸收强壮，还能协助天花粉生津保液、滋养安抚。解劳散来自《杨氏家藏方》，是由四逆散加鳖甲、茯苓而成，原书用来治疗虚劳、积气坚硬、噎塞、胸胁引背彻痛者。不知道为什么此方在国内用得不多（可能与笔者读书太少、见识过浅有关）。《唐氏疑难绝症医案选》中说："此方为四逆散之变方，对所谓痃癖有劳者有效，用于骨蒸初起，对真虚劳无效。"《任继学用药心得十讲》中将本方用于腹满拘挛者。不过日本汉方医家对于本方的应用似乎更多一些，如《勿误药室方函口诀》明确指出："（本方用于）四逆散证，腹中有坚块者，用之特效。"《临床应用汉方处方解说》谓："（本方用于）心下及胸胁硬满且紧张，实证之腹证，触有硬结，疼痛彻背者。"又说："用于慢性腹膜炎之硬结、胆石症、胆囊炎、胰腺炎、胃溃疡等。"这些论述为本方适应治疗之疾病谱提供了宝贵的经验。笔者读书时比较喜欢知识点的链接和跳转，比如本方证中的"痃癖"与《外台秘要》延年半夏汤条下之主治雷同。那什么是"痃"呢？即肌肉紧张或拘挛的状态，而这个肌肉紧张我们当然也可以将之延伸理解为精神神经的紧张；什么是"癖"？乃指饮食消化障碍后停留结滞，更可以将之延伸理解为久治不愈或病程较久或病理机制始终停滞或痼结于某一局部的状态。

通过上述对于这个合方方证的病理生理状态的分析和归纳，我们不难看出柴桂姜解劳散合剂不失为一张调理慢性杂病的好方，笔者近年来在临床当中屡用不爽。再举一例。

案3：李某，女，58岁，身高160cm，体重42kg。

患者体型中等偏瘦，精神状态较差，面色黄暗无光泽。主诉胃中不适多年，久治不愈。刻下胃痛频作而且失眠心烦，口苦、口干、口渴欲饮，但大便次频、质溏易腹泻，伴疲劳乏力，心悸气短，食欲不佳，时有轻度恶心，饮食稍有不慎即作。腹壁薄但胃脘及心下部按之似有轻度抵抗。

处方（中药颗粒剂）：柴桂姜汤1.5g，六君子汤2g，四逆散、安中散各1g，鳖甲0.5g。

【体悟】

此乃柴桂姜解劳散之变方，即把原方中的一味茯苓扩展为六君子汤。因为患者整体的病理生理状态除了精神紧张及亢奋之外，尚有消化功能低下，甚至整体功能均较为低下，且较为明显，故只用茯苓镇静显然力量不足，需要加入含有人参、白术等强壮作用较大的六君子汤，况且患者还时有恶心，而六君子汤中的半夏可以协同茯苓镇静并能解决恶心和反流的问题。

之所以又合方安中散，则是因为该方是一张桂枝类方中的消化道疾病专方，对于胃酸具有双向调节作用是此方的特色，即在胃酸分泌较多并出现反流的情况下该方可以使之降低，而胃酸分泌不足时该方又可使之增强。安中散与柴桂姜汤存在方链关系，即两张方都用到了桂枝，但是安中散突出温通理气，即在改善消化系统血液循环及功能障碍方面更有优势，可以弥补柴桂姜汤之不足。

患者服此方一周自我感觉良好，胃痛大减，大便次数减少，睡眠亦有改善，恶心已不明显，但仍纳呆、疲劳。根据"气满不能食"乃将六君子汤换为茯苓饮 2g，其他方药同前，续服 1 周。

药后食欲恢复正常，胃痛消失，但胃脘部仍有按压痛，另诉右胁下隐痛不适，尤其是在劳累后更加明显和加重。乏力背痛，睡眠虽有改善但易醒。前方不变，只是将安中散去掉而换为甘麦大枣汤 2g。

调理 2 个月后（中间断续服药）又出现四肢远端肌肉不自主跳动，乃根据"发汗则动经，身为振振摇者"的条文之意，在柴桂姜解劳散合剂加甘麦大枣汤基础上合方苓桂术甘汤 1.5g，10 天量，每天服 2 次。

药后胁痛消失，肌肉跳动亦无，但诉口苦、口干、口渴较为明显，伴咽中不利如有物阻，寐差多梦而仍易醒，乏力。

处方（中药颗粒剂）：柴胡桂枝干姜汤 1.5g，四逆散 1g，温胆汤 2g，牡蛎、天花粉、鳖甲各 0.5g，1 周量，每天服 2 次。

药后无不适，遂自行停药观察，一直未再复发，面色渐渐转润，只是体重没有明显增加。

56 水肿病案

——调气调血调水，见到绝顶何处觅知音；
说理说法说方，顺序颠倒说与谁人知

患者，女，51岁，身高168cm，体重80kg。2018年6月18日初诊。

主诉：双上睑水肿、面部浮肿10余年。

患者1周前因蚊子叮咬左腿后引发左脚踝肿。月经期眼睑肿甚，经后减轻。3年前因肾结石积水做微创手术，当时住院检查肝肾功能和血尿常规都正常，现有一个结石0.3mm，2个月前在区级医院治腰痛用红花、七叶皂苷针引发大出血，现月经正常。精神面貌好，胃纳可，大便一日三四次、量少，小便偏多，睡眠可。体诊：皮肤色稍黄舌暗、苔青白水滑，舌下瘀点重，咽不红，心下、腹部按压软无力，脉沉。平时怕冷，喜欢说话，喋喋不休，爱发脾气。口苦咽干，老有黏痰。

处方：大柴胡汤合桂枝茯苓丸，20剂，5/2服法。

2018年6月28日反馈：服4剂后，面浮睑肿大减，身体轻松。

【体悟】

（1）大柴胡汤合方桂枝茯苓丸运用的范围特别广，那如何找到其适应证呢？我跟大家分享一个心得体会。有时候我们见不到大柴胡汤适应证，也可能没有明显的桂枝茯苓丸证，此时用逆向思维来思考问题也是可以的。什么是逆向思维？就是说没见到某方的方证，但是又没有其他合适的方可以用，比如说大柴胡汤、桂枝茯苓丸，我们就可以考虑一下有没有禁忌证，是不是不能用桂枝茯苓丸，是不是这个人不适合用大柴胡汤，如果没有禁忌证，又没有其他的方子可以用，那么我们就以调理代谢问题为切入点，大柴胡汤是调理机体代谢综合征第一方，而桂枝茯苓丸是改善血液循环第一方。换句话说，只要满足以下几个条件，尽管患者没有出现大柴胡汤证和桂枝茯苓丸证所谓的主症，仍可以使用该方：第一，既有代谢问题又有血液循环问题；第二，没有其他合适的方子可以选择；第三，没有大柴胡汤、桂枝茯苓丸的禁忌证。大家对主症往往会去纠结于某个症状，其实这个症状不是主要的，主要的是状态，重点关注的应该是患者的整体状态。什么是整体状态？比如说体格比较壮实，肌肉比较结实；或者这个人虽然很瘦，但心下按之满痛，这是大柴胡汤证；本案患者表面看起来很弱，但皮肤比较干燥，左上腹有压痛，大便可能会干结，人特别有精神，或者目睛比较容易充血，或者面部容易充血，皮肤比较粗糙，这些不都是桂枝茯苓丸证吗？所以有时候正向思维行不通的话，逆向思维一样很好，这就需要我们把思路彻底打开，才能真正左右逢源，用之如神。其实根本就不神，还是很平常的，只不过需要转换一下思路罢了。

另外，我想说的是，不要被西医的诊断病名所吓倒，一看到房颤、精神分裂症、肿瘤，就只想到镇静、养心、舒心、安心，一味地消炎、抗肿瘤等，这是西医的对抗思维，我们还是要回到中医辨证论治、辨人论治这个思想层面来，真正用中医的整体思维综合把握，精准分析，然后予以迎头痛击，慢病就慢治，急病就快攻。

（2）很多医生在诊查中会不知不觉地用阴阳五行的理论框架去思考和演绎，但据笔者实际临床的观察和验证，真正可以指导临床并且实在有效地处理疾病的方法乃是气血水理论。气血水理论可以将疗效落到实处，较为客观而且具象。气即功能性病变，血即器质性病变，而水即机体水液代谢失调性病变。如此划分和界定，我们就可以分别使用调气、调血、调水的方药来实施治疗，这样做较为精准高效。当然这还只是个大方向，具体用哪一张处方或者是合方，还是要进一步予以方证鉴别，经过筛选、排除后方可达到精准应用的高度，特别是对一些长期慢性疾病，或者症状表现较为复杂、头绪纷繁的情况尤其适合运用此种思路去处理，笔者多年来在临床上应用此法屡收著效。

57 小便频数案

——调体复能孰轻孰重，标本兼治随证加减

患者，男，55岁，身高160cm，体重65kg。2018年3月28日初诊。

主诉：小便频数伴腿软无力。

牙痛一年多，三叉神经痛；眼花，脑梗后遗症8年余，加重2年，腿软不敢走路，小便频数。既往有多发性脑梗死、高血压、二尖瓣关闭不全。血压160/100mmHg，脉搏70次/分，心律不齐。饮食好，无口干口苦，睡眠不好，大便可，小便频数、晚上5~6次。现在最主要的痛苦是腿软无力、小便频，想配合中药调理。

处方：八味肾气丸加桃仁、赤芍、石斛、丹参、怀牛膝（实为肾气丸与桂枝茯苓丸、四味健步汤合方）。

3月30日反馈：才吃了一剂药就感觉睡眠好了，腿上也有劲了，走路不用扶着了。

4月7日反馈：小便频和腿软都稍有好转。原方续服。

4月24日反馈：小便仍有频数，走路稍有好转，睡眠好点儿。

上方去桃仁、赤芍、丹参、怀牛膝，加金刚丸（萆薢、杜仲、菟丝子、肉苁蓉）。

5月16日反馈：患者在逐步恢复，小便能控制住了，脚也能抬起来了，而且能走三栋楼那么远。之前患者小便频数，常常尿湿裤子，小便不分地方，而且抬不起脚步，经常摔倒。

6月28日反馈：服药3个月，小便能控制住了。现在患者手心、脚心出汗多，腿还软，心率略有不齐。处方：肾气丸合桂枝茯苓丸合四味健步汤去桃仁、赤芍、丹参、怀牛膝，加五味子、茯苓、肉桂，金刚丸、鹿角胶续服。

【体悟】

这是个脑梗后遗症的患者，同时有心脏、肾脏问题，以及高血压，说明其出现了器质性病变，中医是通过调整人体功能来解决问题的。八味肾气丸是以促进、激发以及强壮机体功能为主导，而其活血化瘀的力度不够，改善血液循环的力量不大，所以要加上四味健步汤和桂枝茯苓丸，这样效果就会更好。

但是如果我们只注重用活血化瘀药物改善血液循环，不恢复身体的功能，就算见到效果那也是暂时的，所以说两方面应该结合在一起运用才比较全面。患者下肢的问题，特别是痿软无力的时候，我们一般会用到地黄剂，但是用地黄剂的前提是这个患者的食欲一定要好，假如有舌苔厚腻、肚腹胀满、大便稀溏、食欲低下，甚至恶心呕吐、反酸等症状，地黄剂一般是不适用的。

⑤⑧ 帕金森病案

——物极必反麻黄止颤，巧思妙想临证有验

患者，女，58岁，身高153cm，体重65kg。2018年4月12日初诊。

这是一个帕金森病患者，腰膝疼痛，头晕，手足麻木，头侧麻木，右脚跛行（有坐骨神经痛手术史），面色黄暗（萎黄），干性皮肤，口苦；胃胀，食后不适，用吗丁啉可缓解，但不明显；食欲尚可，二便可，睡眠可。

上腹、小腹均有压痛。舌淡水滑，舌中有黄厚腻苔，说话时舌颤抖。血压略高。精神忧郁、烦躁，健忘。

处方：柴胡加龙牡汤合栀子厚朴汤加麻黄（止震颤）。

6月14日反馈：患者服了10天中药后，以上各个症状都有较大的改善，头侧、手麻木基本没有了，舌头颤抖好转，讲话利索，双脚走路有力，胃不胀了，心情舒畅。现在主要是腰和双膝关节疼痛，右膝关节、右小腿胫骨一侧麻木，说话时舌还会颤抖。饮食、睡眠、二便均正常。心下、左胁下有压痛。舌苔仍黄腻。

现在主要调理她的帕金森病及双膝关节的不适。原方加怀牛膝30g，续服15剂。

7月1日反馈：感觉服完第一诊中药后比服完第二诊中药后症状改善明显些。现患者头昏、头麻较前好，头脑较前清晰，舌颤、手颤抖又与治前一样，双膝关节酸痛，饮食一般，睡眠可，大小便正常。腹软、有抵力，心下压痛，余正常。仍用原方续服。此病属杂病类，"杂病如漩涡"，不可频繁更方。

【体悟】

帕金森病是疑难病症，柴胡加龙牡汤的使用频率比较高。此方的用方抓手：①柴胡证；②精神神经症状，尤其是脐腹动悸，易惊、谵语。

柴胡加龙牡汤临床常用于如下疾病：①癫痫；②精神分裂症，加桃仁、红花、牡丹皮、赤芍、丹参、青皮、香附；③甲亢，加石膏、葛根、钩藤、僵蚕、朱砂；④脑萎缩、阿尔茨海默病，合生铁落饮；⑤高血压伴有神经症状；⑥抑郁症，可明显改善睡眠，减轻乏力感，焦虑腹胀者加栀子厚朴汤，伴躁狂者加桃核承气汤；⑦脱发、震颤、梅尼埃病、失眠、头晕、头痛、性功能不良等。

本方还可用于双向情感障碍的患者，早上服用时可以加麻黄起兴奋作用，但麻黄不宜久服，后期可用葛根加川芎代替麻黄起兴奋之作用。

自编方歌：小柴去草加茯苓，龙牡铅丹桂黄成，胸满烦惊溲不利，谵语身重转不灵。

临床上一般不用铅丹。

帕金森病主要症状之一是震颤，而麻黄之兴奋作用，蕴含着中医"物极必反"的思路，就是兴奋到极点反致镇静，临床验证确实有效。

59 单纯的双下肢水肿案

——方无定方，随证而治；求因排他，有理有据

患者，女性，82岁。2011年8月14日初诊。

主诉：3个月来每天下午双侧下肢及足踝部水肿（轻度）。

患者体中偏瘦，头发花白，精神状态很好，无耳聋、驼背现象。素来体健少疾。饮食、睡眠及二便均正常，舌正，脉平、按之有力。局部无麻木、疼痛及腿抽筋，亦无冷感及灼热感，小腿皮肤略干燥，此前曾在医院做检查排除心脏疾患，并服用西药治疗无效，又赴本县一名中医处治疗，亦无疗效可言（具体用药情况不明）。既往有白内障、青光眼病史，且均已做过相应手术。

处方：大柴胡汤合桂枝茯苓丸加味。

柴胡12g，黄芩6g，姜半夏10g，枳壳10g，赤芍、白芍各12g，制大黄3g，桂枝10g，茯苓20g，牡丹皮10g，桃仁10g，怀牛膝20g，车前子20g（包煎），生姜、红枣为引。5剂。

8月19日二诊：服药2剂无变化，3剂尽，当天下午未出现水肿，直至目前未见反复，要求再用上方巩固。效不更方，原方继服5剂，嘱患者隔日1剂可也。

【体悟】

这个病例并不复杂，首先排除心脏疾患；无汗出、口渴及小便不利，可排除五苓散证；无畏寒肢冷、脉沉，再结合患者精神状态又非真武汤证；下肢肿而不痛，体质偏瘦，腹肌偏紧，无明显疲劳感，亦非防己黄芪汤证。这样经过综合分析，当为气血郁滞、下肢循环不良所致之疾，虽无明显腹征的支持，比如上腹部按之压痛等，但其大便不稀、脉象按之有力，不反对用大柴胡汤合桂枝茯苓丸。加牛膝，是因其可以促进下肢的血液循环而有增效之功；加车前子，因在学习黄师的医案时曾见有用五苓散加车前子治疗玻璃体混浊的经验，而本例患者也有眼疾病史，况且传统认为此药有利水明目之功，故而加入方中。

60 顽固性偏头痛下肢静脉曲张案

——纷繁复杂看似迷人眼，辨体识证一招定乾坤

患者，女性，30岁，体中偏胖壮。

患者父亲有高血压病史，其本人患顽固性偏头痛15年，每于发作时需服止痛药方可缓解；双侧下肢静脉曲张，其中一侧已手术治疗；有痔疮、痛经史。按其腹部饱满充实，尤以心下及两胁部不适感明显。大便偏干，脉滑、按之有力。

患者本来无意诊治，因多年诊治而无效几乎丧失了信心，但其母亲的胃病通过我的三次诊治而效果明显，对我非常信任，故让我为其开方。

处方（中药颗粒剂）：大柴胡汤2g，桂枝茯苓丸2g，怀牛膝1g。1天2次，15天量。

半个月后二诊：患者惊喜地告诉我，烦扰她十几年的头痛消失了，痛经亦未发作。她说简直不敢相信这个事实！要求再予原方续服。

处方：同一诊，改为每天1次，1个月量，继观。

【体悟】

患者体型胖壮，腹诊饱满充实，按其心下及两胁部不适感明显，而且便干、脉滑有力，加之其父亲有高血压病史，此乃大柴胡汤体质无疑。

患者有痔疮、痛经史，下肢静脉曲张，加之顽固性头痛15年，为瘀血指征，首选桂枝茯苓丸，故予二方合方而治。加怀牛膝者，可引上部之瘀热下达也，实亦寓黄师验方——军牛桂苓丸（桂枝茯苓丸加大黄、牛膝方）之意。